U0029836

安頓身心，適合現代人的瑜伽練習

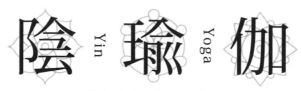

陰 Yin 瑜 Yoga 伽

Principles & Practice

陰瑜伽創始人

**Paul Grilley** 保羅・葛利　著

Michelle Chu　譯

此書僅獻給我的老師們，

教導我解剖學的蓋瑞‧帕克博士（Dr. Garry Parker），

教導我道家瑜伽的保利‧辛克（Paulie Zink），

還有本山博博士（Dr. Motoyama），

他們的努力展示了道家和譚崔練習的整體性。

目
錄

# 誌謝

　　我想在此感謝我美麗的太太蘇西（Suzee），與我一起進行深度討論，並且為此書示範體式。

　　安・迪紹沃（Ann Disalvo）和布魯斯・貝亞（Bruce Bayard）他們的原稿設計，白雲出版社史提夫・席達（Steve Sendar）和克里斯堤・考琳（Christy Collins）對本書的支持，更謝謝白雲出版社的史提夫不顧我的猶豫，堅持創作出版這本書，我感到無以回報。

# 前言

　　自本書初版後，又過了十年的學習、教學和練習，其中有許多心得都回饋在再版的書內。我增述了心理及理論講述的部分，並且在備課時更加努力，試圖讓學生知道在練習時應該具備怎樣的心態。

　　冥想的部分全部經過重新改寫，而且針對練習的部分進行詳盡且系統性的細節整理。

　　我試著在本書中闡述以下觀念：一個人得先控制自己的氣，才能引領身體一路走向情緒和靈性發展的道途。

　　無論瑜伽練習者們的偏好是什麼，我都希望讀者們能夠從本書所提供的原理大綱獲益，幫助他們日後的學習。

作者序

# 陰陽平衡的古老智慧

　　我從不建議把「陰瑜伽」當成一個獨立的瑜伽系統來練習，因為就其定義而言，陰瑜伽並不完整。我一直以來的目的，是想把陰瑜伽提倡為陽剛練習的互補。

　　陽剛練習的範疇很廣，它代表的不只是陽剛體式的瑜伽，還包括其他各種著重於血液運行和肌肉的訓練，例如重訓、跑步、騎單車和游泳。

　　陰、陽形式的瑜伽互相平衡。我們身體內的經脈就好比是灌溉的運河：陰柔形式的瑜伽能疏通河道裡堆積的廢物，而陽剛形式的瑜伽則能刺激河道裡液體的運行。

　　陰、陽瑜伽也有助於平衡我們的情緒和心智。陰瑜伽安撫並平和我們的內心，陽瑜伽則活躍和刷新我們。不同的時刻需要不同形式的練習。

現今的世界非常陽剛。生活本應在競爭與慈悲、野心與知足間取得平衡，但這樣的平衡已不復見。過分強調陽剛特質，致使地球蒙受汙染，也讓家庭分裂——因為父母必須外出工作，以圖溫飽，或是給予家人更好的生活，導致家中空蕩蕩——而陰瑜伽有助於平衡這種過度陽剛的生活方式。

然而，世界並不是向來都過度強調陽剛特質，在某些社群中，情況反而是巔倒過來的。在過去有所謂的「和尚病」（Monk disease），這是一種口語說法，用來形容那些對於任何騷動都過度敏感的人。

和尚病的解藥就是陽剛的活動，它反映在哈達瑜伽（Hatha Yoga）、功夫、氣功、太極和其他來自修行團體的陽剛訓練形式。

我最近聽說一位專門治療憂鬱症的心理治療師，除非病人答應他進行規律的訓練計劃，不然他不願意為對方看診。陰與陽，這兩個面向對一個健康的生活來說都是必要的。

任何技能都需要刻意練習，培養內在的平靜也是如此，而這也成為了一種外在運動。陰瑜伽對這方面很有幫助。學習在體式裡一次停留五分鐘，這樣的訓練能讓心智和身體變得平靜，並且能夠對身心方面的紛擾較有耐受力。

我早已放棄想讓身體更柔軟的野心，然而陰瑜伽深切的品質，維繫了我逾二十年的瑜伽練習。而今，瑜伽成為相當普及且受到社會認同的一項運動。與五十年前的社會型態相比，這是個相當震撼的改變。

記得我的祖母曾告訴我：「如果你有那個閒工夫練習瑜伽，那麼還不如用那個時間來工作。」她用自己的方式來告訴我，練瑜伽根本是浪費時間。

我的祖母是舊時代的人。在經濟大蕭條時，她獨自撐起一個家，並且經歷了二次世界大戰、韓戰、越戰和冷戰。成年後，她大部分的人生都花在為國效力與打造基礎建設上。我則生於戰後嬰兒潮的年代，接收了父母和祖父母那一輩的勞力和犧牲。所幸有他們的付出，我們才能活

在一個物質優渥的年代，而且父母那輩曾經面臨到的生理危機和疾病，對現今的我們來說已經很遙遠了。

那麼，我們對未來可以有什麼貢獻呢？我深信其中一部分的答案是：活出一個崇高的人生，活出慈愛、容忍、感恩和知足。但若我們無法控制自己的衝動，讓心智安靜下來，這些目的是不可能達到的。

我不相信所謂的幸福存在於達爾文適者生存的極端進化論。我也不相信人生的目標是要不斷累積外在的物質財產。然而，我的信念是，崇高且正確描繪出我們欲望的輪廓邊界，然後有覺知地花時間在培養慈愛、容忍、感恩和知足。

我想，若我們這一代能夠傳承下去培養這些特質的練習方式，那麼就算是實現了自己對下一代的責任。

# 近代歷史的三大主軸

何謂陰瑜伽？這個名稱又是從何而來？本書介紹三位
代表人物，他們分別為組成陰瑜伽的三大主軸。

第一位是蓋瑞‧帕克（Garry Parker）博士。蓋瑞‧帕克
博士教導我解剖學，也促成我在一九八〇年首次在佛賴特
社區學院（Flathead Valley Community College）開班授課。
從他身上，我學會了欣賞人體運動的科學原則。也因為
他，我學到了充足的解剖學概念和字彙，足以推動我繼續
自學。我對瑜伽的觀點從一開始就是建立在解剖學之上，
我對這一點永遠銘感於心。

第二位是保利‧辛克（Paulie Zink）。保利是一位武
術專家，也是道家瑜伽的老師，在一九八九年教導我道家
瑜伽的基礎。

第一次看到保利，是在一個關於武術的電視談話節
目。一開始，我對他回答問題時的溫和冷靜感到印象深

刻。他看起來跟那些我所見過的武術家不太一樣，沒有散發傲慢昂首的態度和充滿挑釁的眼神。他隨後示範了一段他作為武術訓練基礎的瑜伽體式，令我感到非常欽佩。

我聯絡了保利，之後他便非常有禮貌地邀請我去參加他每週的道家瑜伽課。保利在體式中每次停留約五到十分鐘，在教課過程中盡是滿足之情。在練習將近兩小時的地板動作後，我們會站起來做一些模仿動物的陽剛形式律動。這跟我所教的哈達瑜伽非常不同，而且相當有趣。

一年後，我不再跟隨保利上課。當時我已掌握到陰瑜伽的簡單原則，也練習了一些其他陽剛形式的練習，甚至涉足一些踢腿和拳法的鍛鍊，但我最感興趣的還是地板動作。然而我卻覺得，有這麼多學生希望能習得保利傳授的道家瑜伽體式，我這樣占用他的時間似乎不太恰當。

當我開始在大眾課中教授較長時間停留的地板動作時，瑜伽教室的老闆想知道這種練習型態在宣傳時到底要怎麼命名。雖然在課堂中，我也把許多哈達瑜伽的體式涵蓋進來，但長久又緩慢的停留，顯然還是跟其他老師在教

室教的有所不同，所以為了向保利・辛克致敬，我建議把它稱為「道家瑜伽」（Taoist Yoga）。這個名稱我用了十年。

第三個重要的人物是本山博博士（Dr. Hiroshi Motoyama）。本山博士是神社祭司，同時也有哲學、生理暨心理學的博士學位。他透過客觀的實驗，證明脈輪和經脈兩者同時存在。

我在讀了本山博士早期的一本書《脈輪理論》（*Theories of Chakras*）後，對他的教學頗感興趣。我太太和我自從一九九〇年後一直跟著本山博士學習。我們曾到訪他在日本還有加州恩西尼塔斯（Encinitas）的研究所。拜訪他數次後，對我們的瑜伽和冥想靜坐練習產生了深遠的影響。

本山博士證明，針灸的經脈如同水量豐沛的通道，存在於結締組織之中，並且在身體所有的架構內互相滲透。關於這個理論，我們在本書後會再多作討論，但以現在來說，這理論足以證明並闡明，瑜伽體式的系統是如何被發

展出來,以及它的作用。

## 莎拉‧鮑爾思和陰瑜伽的名稱由來

陰瑜伽的三個主軸來自於帕克博士教我的解剖學、保利‧辛克的訓練,還有本山博士的經絡理論,但這些若不是因為莎拉‧鮑爾思(Sarah Powers),不會有這麼多人對陰瑜伽產生興趣。

二〇〇〇年,我太太蘇西和我在加州的柏克萊開了一個道家瑜伽的工作坊。莎拉和泰‧鮑爾思也來參加工作坊。我們之前在洛杉磯就很熟識。我和蘇西在一九九四年搬到了奧瑞岡的亞什蘭,而莎拉和泰也搬遷到舊金山。

莎拉來我們的工作坊,是因為想重溫一九九〇年在我課堂上所體驗到的道家瑜伽,她對這種瑜伽很感興趣。

在柏克萊工作後,莎拉重回到她忙碌的旅行和教學行程。她在課程中開始介紹這些長久停留又緩慢的體式,並

且解釋流動的站姿體式屬於陽剛練習，長久又緩慢的停留
體式則屬於陰柔練習。

當學生問到他們可以去哪裡學習更多有關陰瑜伽的資
訊時，莎拉很親切地將他們轉介給我。許多瑜伽教室開始
邀請我去開設陰瑜伽工作坊，我也欣然接受了。

一年後，我想把我的道家瑜伽授課講義，由專業的
白雲出版社來出版，以方便教學。但把書名取為《道家瑜
伽》似乎不太適切，因為要稱之為「道」，就應該兼備陽
剛和陰柔的練習指南，所以我們以《陰瑜伽：一個沉靜練
習的指南》之名出版了這本書。

## 陰瑜伽是一種新的練習嗎？

陰瑜伽並非新的東西。它是一個被創造出來的名詞，
以便區別較陰柔且傳統的瑜伽和現代流動類型的瑜伽。為
了能夠理解為何需要以此區分，我們得先了解近三十年的
瑜伽歷史。

哈達瑜伽自一九八〇年代起，向來是美國運動文化的
一部分，但始終沒有普及。美國的主流瑜伽覺得哈達瑜伽
很古怪，也有人懷疑它是由印度教傳道者所教授的練習。

　　健身教練覺得教這個很無聊，因為它不像健身操那
樣，能夠訓練律動和肌肉。而這哈達瑜伽除了一些特例情
況外，一度都是用溫和靜態的站姿體式練習，再加上溫和
的地板體式，並且全程配合溫的呼吸方式。也就是說，
瑜伽曾經是一種陰柔的練習方式。

　　瑜伽終於在一九七〇年代被接受，但即便如此，直到
一九八〇年代後期，瑜伽的普及度仍遠不及韻律操、重量
訓練和其他種類的運動。但這一切馬上就有重大的改變。
有一種非常陽剛、強健，爆汗又性感的肌力瑜伽風潮席捲
美國西岸，將之前的一切橫掃殆盡。

　　現今瑜伽練習人口的增加，一直深受到帕達比・喬艾
斯（Pattabi Jois）所教授的混合流動類型瑜伽 —— 八肢系
統所影響。早期幾十年的溫和瑜伽已經被爆增的串流瑜伽
所淹沒。雖然還是有許多不同種類的瑜伽存在，例如陰柔

的靜瑜伽到陽剛的八肢串流瑜伽，但主流運動文化還是比較受到充滿熱能和肌力瑜伽的吸引。

我在一九八五年跟大衛‧威廉斯（David Williams）學習八肢瑜伽。大衛在一九六〇年首次學到溫和的瑜伽，隨即便遠赴印度做進一步學習。

當他在印度時，見識到一種如健身體操的練習，令他大感興趣，便向人詢問這是何種體系的運動。他被告知：「這是瑜伽的一種。」大衛看著看似體操的律動，以及動作與動作之間不停歇的串連，脫口說出：「這才不是瑜伽！」

大衛的反應，簡述了瑜伽世界即將發生多大的改變。從一九七〇晚期到八〇年代初期，陽剛型態的瑜伽被串流瑜伽所啟發，然後很快變得非常盛行，以致於當我在一九九二年開始教陰瑜伽的時候，人們以為這是新的東西。

練習陽剛瑜伽的人口持續增長，但陰柔形式的瑜伽也

慢慢開始受到歡迎。這是不可避免的 —— 陰與陽終究要在
生命的每個面向平衡彼此，包括運動也是一樣。

　　大部分的瑜伽練習者，即便是最規律的陽剛練習者，
最終都會培養出一種屬於自己的陰柔練習。我在教陰瑜伽
工作坊的時候，幾乎總是有人說：「其實我已經練習這類
型的瑜伽好多年，只是沒有給它一個名字。」

　　陰瑜伽是自然又療癒的練習，就連那些有天賦的瑜伽
導師，也不斷從此處得到新的斬獲，並將之整合到他們的
瑜伽練習之中。

譯者序
# 在陽剛體位法練習外的僻靜之處
## Michelle Chu

在現今高科技與知識爆炸的時代，彷彿世上所有一切都近在咫尺，透過電話或社群軟體，我們可以隨時隨地與任何人聯絡，在一天中的任何時間，上網搜尋任何新聞、文章、影片、歌曲。除此之外，我們只要透過網路上幾個點擊，就能完成生活必須品的採購。

高科技產品改變了這個世代的生活方式。而這些產品誕生的原意，是要讓人們的生活更有效率、更方便，但有趣也諷刺的是，在現在生活中，我們有品質的時間似乎越來越少。人與人也很少全神貫注，朋友相聚也難免於被電話或簡訊打擾與自拍介入，就連我們陪伴自己獨處的時間亦然，因為手機和筆電已成了不可或缺的科技隨身物品。

距離今日，就在不久的三、四十年前，一封遠洋的信件需要四到六週才能寄到。在五、六十年前那個時代的社區和眷村，通常只有鮮少幾戶人家家裡有電視或電話。在智慧型手機與網路普及之前，如果因為學業或工作需要查詢任何資料，就必須到市立或國立的圖書館查詢。那時候的生活步調相對於現在來說緩慢許多。

　　雖然高科技的發達帶來許多的便利與發展，但事情總有一體兩面，這個世代的我們失去了練習「耐心等待」的能力與機會。我們的大腦每天要處理的資訊也是十幾年前的好多倍，這個現象讓內在的平靜與專注變得更為挑戰和困難。

　　在生活中，能保有停下來或是慢下來的能力，似乎變得更不容易。而陰瑜伽的練習正好可以帶給我們這樣的能力。

　　瑜伽本是身心靈的科學。在陽剛體位法的練習之外，有陰瑜伽、調息、靜坐與脈輪冥想來完整身心靈的練習。陽剛的體位法著重於骨骼與肌肉的正位，在潛心規律練習

時，方向應以身體為切入基點，從而擴展心智與意識，而非只狹隘地專注體位法的外在呈現與進步。

本書非常適合瑜伽初學者與有經驗的瑜伽練習者。對於初學者而言，此書中關於陰陽的概念與陰瑜伽的序列體式，都非常深入淺出並且容易上手。對於有經驗的瑜伽練習者，本書後段的脈輪冥想、鎖印練習、心智活動與心理印記的篇章，很適合深化目前既有的瑜伽練習。

非常感謝有保羅老師和莎拉・鮑爾思老師這樣的先驅教學者開創陰瑜伽教學的道路。

陰瑜伽的練習彷彿像一把鑰匙，巧妙地平衡陽剛的練習，鍛鍊如何寂靜的靜坐，以及開啟向內覺察的能力與覺知。

祝願此書中豐富多元的知識與智慧，能夠對閱讀本書的讀者有所助益，開啟瑜伽之路的下一個章節！

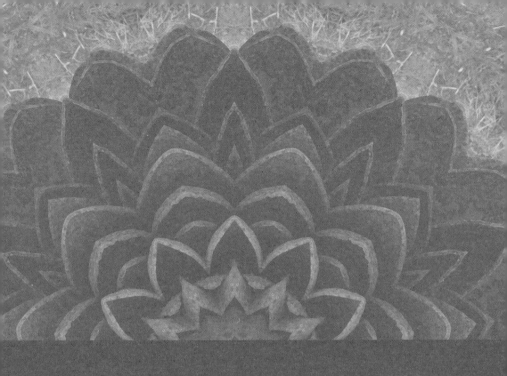

CHAPTER

1

✦

瑜 伽 的 古 老 科 學

# 三層「身體」

古老的瑜伽士曾假定，人體可分為三個層次：

1. 由思想和信念組成的因果體（Casual body）；
2. 由欲望和情緒組成的星光體（Astral body）；
3. 由物質組成的肉體（Physical body）。

對靈性有深切認識的人指出，我們的意識並不侷限在肉身形體內，透過有系統的練習，我們就能從有形的肉體內解放，並經驗到和宇宙萬物「合一」的感受，這種合一的圓滿性遠超過肉身的存有。

# 瑜伽理論的三大支柱

　　有系統的練習，能夠慢慢解開我們在三個身體層面中的意識，被統稱為「瑜伽的科學」。

　　所有的科學都有理論和實作的面向。瑜伽理論中有三大支柱：

- 我們的三個身體，透過脊柱和腦部特定中心連結，稱為脈輪（Chakra）；
- 在脈輪中所流動的能量被稱作氣（Chi）；
- 身體裡能量所流通的通道被稱作經脈（Meridian）。

　　道家瑜伽和譚崔瑜伽的基礎目標是整合我們的覺知（Awareness）與氣，並引導它們到脈輪中。當此整合探索隨著練習變得更深化的時候，我們對於自身的情感依戀和心智上的錯誤認知會變得更有意識。

　　若能耐心地解開這些結，那麼我們的能量和意識便能從這三個身體層面中解放出來，擴張到意想不到的智慧和喜悅的領域之中。

# 氣的三種層面

　　當瑜伽練習者靜坐冥想時，會全神貫注於以下三種層面中氣的表現方式：物質層面、星光體層面，還有因果體層面。

　　在物質層面，氣的表現方式是覺知身體的某個部分，或是感到某種愉悅的能量在經脈中流動。如果這個流動阻塞了，瑜伽練習者就會感到不適。

　　在星光體，氣的表現方式是「記憶」和「欲望」。記憶的內容和情緒的本質可能會令人訝異又震驚，因為它們存在於我們所壓抑和試著拒絕的無意識頭腦中。

　　其他的記憶和欲望不會那麼令人震驚，但仍有強烈的情緒內容，我們若想要從中解脫的話，就需要去檢視它。

　　在因果體層面所表現的氣，比物質和星光體的氣來

得精微許多。當靜心深化時，瑜伽練習者能夠覺知到一些
形塑自己性格的基礎信念，例如宗教信仰或社會道德的想
法。

　　對於這些信念變得覺知，並不會摧毀練習者，反而會
幫助他們了解，為什麼自己有這些理念和想法，也會給予
他們力量去瓦解、調整或維持它們。

# 兩個傳承，一個體系

　　根據某些古老的觀點，世界在西元前八百年進入靈性黑暗循環期。在這片烏雲飄來之前，印度和中國的文明產出了許多優秀的藝術和科學，但這個野蠻、自私和短視的黑暗時代帶來了毀滅。

　　無知和不耐導致越來越多學校關門，寺廟被摧毀和藏書經典被焚燒。到目前為止倖存的零碎學習資料，是曾經完整發展科學的殘骸。儘管如此，這些古老的理論骨架仍然健全完整，而現代科學正準備要讓這些古老的理論復活。

　　在這個黑暗時代中，有兩個醫療能量的系統傳承下來：印度的譚崔（Tantric）[1] 和中國的經脈傳統。在譚崔中，能量被稱之為「生命能量」（Prana）。而控制能量的中心被稱之為脈輪（Chakra）[2]，能量流通的通道被稱之為脈（Nadis）。

在道家，能量被稱之為氣（Chi）。控制氣的中心被稱之為丹田，而氣流動的通道被稱之為經脈（Meridain）。在譚崔中，講述脈的文獻非常稀少，但是講述脈輪的文獻非常詳細。

在道家卻相反，它們講述經脈的文獻非常詳細，講述丹田的卻非常稀少。所以當我們講到脈輪時，用的是譚崔的術語，但講到氣和經脈時，用的則是道家的術語。這是一個深思熟慮的嘗試，在同一個系統中，用這兩種傳統裡不同的術語。

---

① 譚崔（Tantric）是一種印度教派，即透過性交來體驗合一的狀態。
② 脈輪（Chakra）的觀念始於印度，傳統印度脈輪系統是指從尾骨到頭頂排列於身體中軸的能量中心，共有七大脈輪。

陰
瑜
伽

# 新瓶裝舊酒

中國道家瑜伽士，他們運用對氣在經脈間流動的了解，以及超高的感知力，奠定了針灸科學。

他們發展出呼吸和靜坐的技巧，幫助氣進入到脊椎中，並慢慢地解開在三個身體中被意識所綁住的結。

然而長久的靜坐對身體來說是很困難的，因為氣停滯會產生疼痛反應，所以道家的瑜伽士發展身體鍛鍊的方法來平衡氣的流動並且療癒身體，讓長久靜坐變得更為容易。

後來這些身體鍛鍊的方法，在系統裡被命名為太極拳或氣功。印度的瑜伽士也發展出體式和練習，為了身體能靜坐，並能在經脈中控制氣的流動。這些方法在後來的系統裡被稱為哈達瑜伽。現代的城市裡到處都是瑜伽教室，充滿了練習瑜伽的人們和享受這些古老系統所帶來的

好處，但當他們學到這些早已被現代科學所遺忘的基礎理論，可能會感到震驚，直到現在依然如此。

# 現代經脈理論

　　本山博博士是位神社祭司和雙博士學位的科學家，他在很年輕時就已經開始來自神社的宗教性修行，同時也練習印度瑜伽的靜心冥想。

　　其研究基礎建立於自身的直覺洞見，以及對其他靈性修行者的科學研究。在過去四十年中，本山博博士不斷記錄身體中存在能量通道系統的資料。

　　藉由運用現代精密的儀器，本山博博士證明了，能量有如水滿豐沛般地流經在結締組織間的渠道。

　　更重要的是，這些渠道的呈現和位置，跟古老文獻所形容的經脈有密切的關連。如果本山博博士的見解是正確的，那麼教科書裡一直稱之為結締組織的東西，事實上就是一個活生生的模型，能夠將孕育生命的能量傳到身體裡的組織、細胞和臟器中。

# 結締組織

結締組織和我們過去的認知並不相同。這個訊息來自於過去三屆在波士頓、阿姆斯特丹和溫哥華所召開的筋膜研究集會（Fascia Research Congresses）。

參與出席的科學家們，提出許多研究，仔細說明了結締組織的架構是以電流傳導，透過收縮和擴張的形態來調節細胞。這些研究全都直接或間接確證了本山博士的現代經脈理論。

身體裡每個器官、肌肉和骨骼，都是以被稱作結締組織的海綿體架構所組成。我們共有一百兆細胞安居在這些空間之中，說明身體是互聯的系統。

詹姆士・歐舒曼博士（Dr. James L. Oschman）對於現今結締組織和靜脈的觀點總結如下：

陰
瑜
伽

　　結締組織和筋膜在物理上是一個連續的統一體，遍布動物體的全身，甚至到每個細胞的最深處。

　　所有身體裡偉大的系統，包括肌肉骨骼系統、消化系統和內臟等，結締組織都將其如鞘般包覆。這個模型決定了所有有機體整體的輪廓，與其部位內的結構。

　　整個身體或是其他細小部分能夠動作，都源於結締組織纖維所承載的張力。每個張力，每個壓縮和每個動作都創造於結締組織內的晶格（crystalline lattices）[3] 精確地產生符合張力，壓縮和動作特性生物電信號。

　　纖維是通訊網路內的半導體，能夠在體內各處與之間傳達生物電信號。存在經膜之內的通訊網路不外乎正是傳統中醫所說的經脈系統，在身體各處有無數的延伸支流。

　　當這些訊息流經結締組織網路的時候，他們的生物磁性對抗物在身體的四周空間傳播其訊息。

　　物理性、生物，和生物磁的訊息遍及結締組織系統和

身體四周的空間，一一告訴不同的細胞，要如何形成和改革組織的架構，以因應做出的張力、壓縮和動作。

---

③ 晶體內部原子排列的具體形式，一般稱之為晶格。

# 什麼是「氣」？

　　當本山博博士和其他的科學家進行關於能量在經脈內的研究時，他們並沒有直接測量氣，他們測量的是電位和化學性質的改變。所以到底什麼是「氣」？氣是科學家所測量到的一種協調電位和化學改變的能量。

　　也許用現代物理來比喻會有助於解釋。當太陽的能量到達地球並撞擊大氣層，這個能量顯現成氣流。當氣流吹過海洋時，創造出海浪。當這些海浪沖刷到海灘上時，它的能量顯現成沙的震動。

　　能量的本身並不是由陽光或空氣，又或者水或沙所組成，但它透過了這些地球上的「組織」顯現了能量的存在。很相似的道理，氣不是電位，不是化學成分，也不是情緒記憶或想法，但這些都是在我們三個身體的不同組織裡能夠顯現氣的媒介。

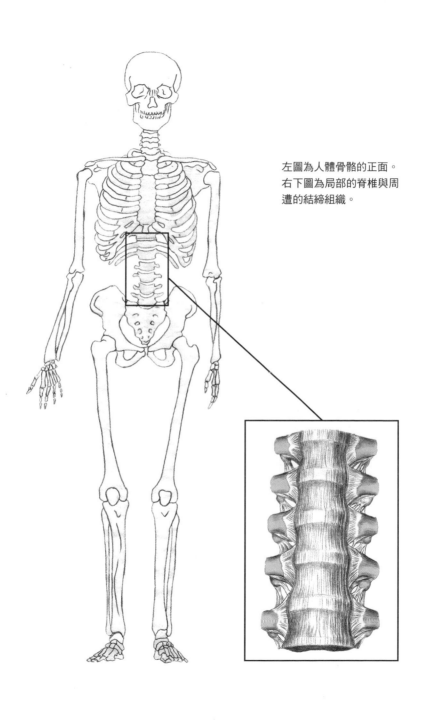

左圖為人體骨骼的正面。
右下圖為局部的脊椎與周
遭的結締組織。

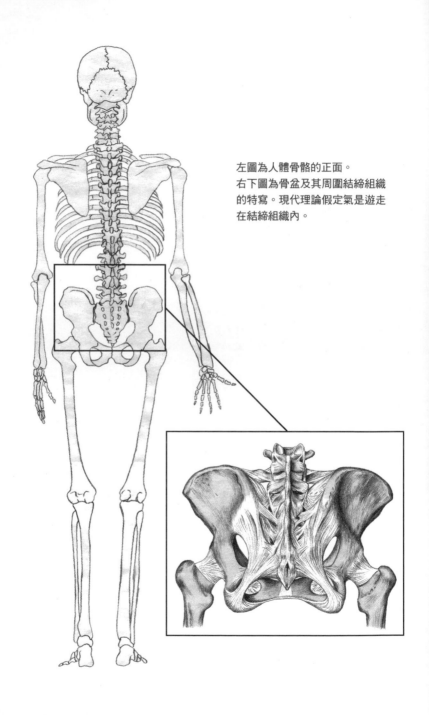

左圖為人體骨骼的正面。
右下圖為骨盆及其周圍結締組織
的特寫。現代理論假定氣是遊走
在結締組織內。

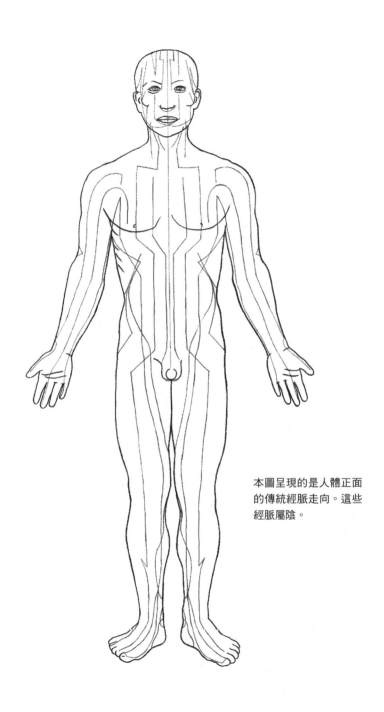

本圖呈現的是人體正面
的傳統經脈走向。這些
經脈屬陰。

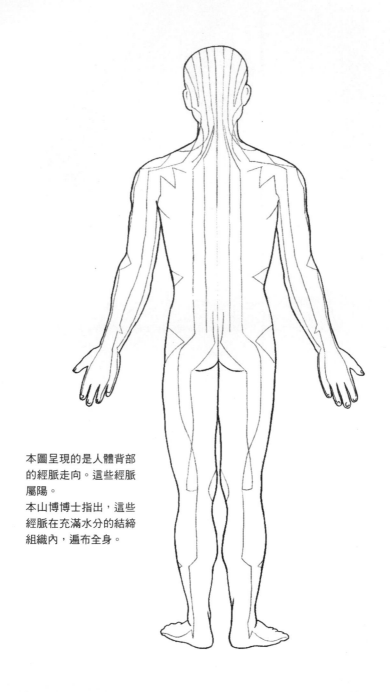

本圖呈現的是人體背部
的經脈走向。這些經脈
屬陽。
本山博博士指出,這些
經脈在充滿水分的結締
組織內,遍布全身。

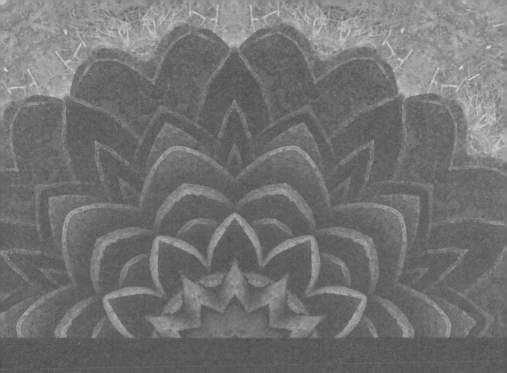

CHAPTER

2

✦

陰 瑜 伽 與 陽 瑜 伽

# 陰與陽

為了能夠讓我們的瑜伽練習結合現代經絡理論和其洞見，我們必須重新學習道家的陰陽理論。

陰與陽是用來形容各個層面現象的形容詞。陰（Yin）意為一個物體穩定、不動，和其隱藏的面向；陽（Yang）是屬一個物體改變移動而顯露的面向。這兩個面向永遠共存，不會單獨存在。

所有的事物都有它的陰陽面向；石頭、馬、身體、生命、思想……都有其陰陽面。

陰
瑜
伽

以下的表格也許能幫助闡明陰陽兩極的概念：

| 陰 | 陽 |
|---|---|
| 隱藏 | 顯露 |
| 黑暗 | 光明 |
| 冰冷 | 火熱 |
| 往下 | 往上 |
| 大地 | 天堂 |
| 平靜 | 移動 |

# 陰與陽的相對性

「陰、陽」是相對的形容詞。陰陽的形容視考量的面向不同而有所不同。

舉例來說，心臟相較於胸骨，以位置來說屬陰，因為心臟隱藏於胸骨之內。但就律動的角度而言，心臟之於胸骨屬陽，因為心臟是可活動的。

要決定一個物體哪個面向要被稱之為陰，哪個面向要被稱陽，可能會很困難。譬如說，一個房間是由牆和空間所共同組成。我們可以說牆屬陰，因為它很堅實，而空間屬陽，因為它很空；又或者我們可以說牆屬陽，因為它是我們所能見的，而空間屬陰，因為它並不容易直接被看見。

雖然要去界定陰陽可能很困難，但能意識到牆和空間同時具有兩個面向並不難。

沒有任何一種瑜伽的形態可以被稱之為陰。所有的瑜伽都可說是陰陽共存，這樣的分類有可能會依瑜伽練習中所考量的面向而改變。

　　如果我們區分的方式是以律動和靜止為基礎，那麼有較多肢體律動的瑜伽形態就被稱之為陽。然而，若我們以努力和自在的方式來區分，那麼一系列靜止倒立的高難動作相較於流動瑜伽可能會屬陽。

　　「相對性」才是關鍵，本書所說的相對性，是指組織的彈性。

# 肌肉組織屬陽，結締組織屬陰

　　所有型態的瑜伽，都能夠被分類為「陰」或「陽」，
端看它會對身體的哪個組織造成影響。瑜伽練習的重點，
若是針對肌肉訓練和血液運行屬陽，針對結締組織則屬
陰。

　　當我們在瑜伽體式裡移動並彎曲關節時，肌肉和結締
組織都有被伸展到。肌肉屬陽，因為其質地柔軟且富有彈
性，而結締組織屬陰，因為質地僵硬和較無彈性。

　　為了解說這兩種組織的彈性差異，想像切一隻火雞。
在雞腿上面的肉就是肌肉，而關節間的脆骨（gristle）必須
要在被切開時折斷。

　　基於先前已說明結締組織無所不在，因此要在「結締
組織」與「肌肉」之間作出區分，可能會令人困惑。

然而沒有所謂「只動到肌肉」的練習，各種液體和蛋白質，的確賦予了結締組織彈性的特性，也同時形成了肌肉。

　　連結肌肉到骨頭的肌腱，和連接骨頭到骨頭的韌帶兩者非常相似，卻有著不同的彈性特性。我們在本書的學習中，將「肌肉」泛指肌肉和肌腱，而「結締組織」一詞指的則是韌帶和筋膜（廣義的結締組織）。

# 陽瑜伽聚焦在肌肉

　　陽剛練習的基礎就是有韻律的律動。所有陽剛練習的形態，如跑步、重量訓練和游泳，皆是交替肌肉的收縮與放鬆。肌肉組織對於富有韻律的陽剛練習反應良好。

　　大部分的瑜伽形態，包括八肢串連（Ashtanga viniyasa）或活力瑜伽（Power yoga）都屬陽。他們強調富有韻律的律動還有肌肉收縮。大部分的舞者、武術家和體操運動員，也都透過這些重複並富有韻律的陽剛伸展以培養身體柔軟度。

　　肌肉是一大把的管狀物充滿了大部份是水的液體。肌肉在強度鍛鍊時高達九十％都是水。

　　肌肉的彈性會因液體含量的不同而有極大的差異，就像海綿一樣。如果一個海綿是乾的，它可能會因伸展而撕裂，如果海綿是濕的，它能夠扭轉和伸展的幅度就很大。

大部分的瑜伽學生喜歡藉由一系列的站姿和倒立來暖身，
因為能讓肌肉內充滿血液，使身體變得更柔軟。

　　肌肉的鍛鍊也有助於保持骨骼強壯，因為肌肉強力地
拉著骨頭，骨頭回應的方式就是變得更厚實強壯。

　　法醫人類學家也是藉此來確定自己檢驗的遺骸是久坐
不動的貴族，還是勞動一生的農民。這也是為什麼有強度
且非溫和地鍛鍊，是預防骨質疏鬆的良方。

# 陰瑜伽聚焦在結締組織

能在結締組織內創造溫和牽引的練習屬陰。身心整體的健康是如此重要，肌肉強度並不能帶給我們自在感和身體輕盈的感受，但關節的靈活度卻可以。

我認識許多肌肉強壯的成人，因為背或腿的關節問題，讓身體很僵硬或是不舒服。職業運動員需要退休，並不是因為肌肉，而是因為關節問題。還有糟糕的腳踝、背部和膝蓋等，這些負傷迫使職業運動員退休，也讓老人們不良於行。陰瑜伽的體式能溫和伸展，並恢復形成關節的結締組織。

陰瑜伽的練習型態對我們來說似乎是個新穎的概念。人們知道肌肉組織會因運動收縮和成長，但卻以為身體的結締組織是無活動力和不變的，這並非事實。所有身體的組織都會因壓力而改變和適應。

如果我們從來不去彎曲膝蓋或伸展脊椎，那麼結締組織就會縮到最短，以適應身體活動。

　　在多年的濫用和忽視身體之後，若試著彎曲膝蓋和伸展脊椎，幾乎做不到，因為關節將被縮短的結締組織緊緊包覆。如果我們想要保有關節的靈活度，就必須鍛鍊它。但我們不應該用鍛鍊肌肉的方式，反而應該用一種陰柔的方式。

# 伸張關節是否不好？

適度地伸展關節，並不會比舉槓鈴時所傷害的肌肉要來得多。這兩種鍛鍊方式都有可能不小心受傷，但兩者都不是錯誤和危險的。當然，如果某人用關節亂蹦亂跳，遲早會傷到自己，但是蹦跳是陽剛的活動，而屬陰的結締組織不應用同樣的方式鍛鍊。

比方說，被錨定在骨頭中的牙齒看似不會動，但我們從經驗中得知它會改變。當然沒有人會覺得藉由抓它、搖動它來「鍛鍊牙齒」是可行的。有牙套和定位器的幫助，我們的牙齒還是會移動和重新調整。

同樣的，我們由結締組織所形成的關節，也能透過陰瑜伽體式中的溫和伸展，安全地達到鍛鍊的目的。

# 陰陽彼此相輔相成

　　陰與陽兩種形式的鍛鍊都是必要的，而且彼此相輔相
成的。

　　以現代醫療在物理治療復健所用的牽引和重訓為例：

　　當人們骨頭斷裂或頸椎受傷，通常會用「牽引」的方
式來釋放脆弱骨頭正在癒合的壓力。一旦骨頭癒合了，物
理治療師可能會加入重量訓練來強化肌肉。這是巧妙運用
陰與陽的原則來修復關節靈活度的例子。

　　牽引是屬陰靜止的原則，以較長的時間來消除壓力。
用抗結重量的方式來活動頸部，是屬陽律動的原則，藉以
強化肌肉。

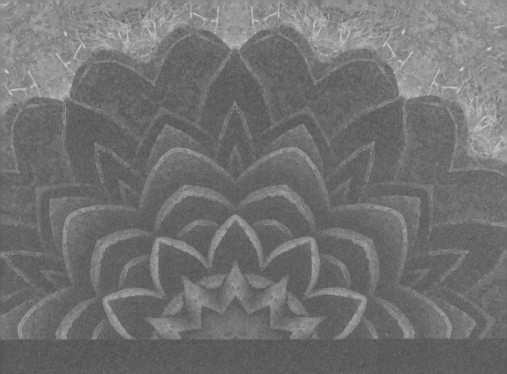

CHAPTER

3

✦

如 何 練 習 陰 瑜 伽

# 關於鍛鍊的理論

　　所有身體裡的組織都必須經歷一些壓力才能保持健
康。如果不鍛鍊心臟，心臟就會退化；不鍛鍊肌肉，肌肉
就會萎縮；不彎曲關節，它們就變得僵硬又疼痛。

　　太空人生活在無重力的空間裡，大約幾星期後，他們
就會喪失十八％的骨質密度和三十％的肌力。

　　組織必須在規律的基礎上受壓，才能夠保持健康，即
便只有地心引力也好。如同有句英文俗語說道：「不用它
就廢了。（Use it or lose it.）」

　　所有形式的鍛鍊，都可以被歸類為陰性或陽性，端看
它所針對的組織為何。聚焦在肌肉和血液的鍛鍊屬陽，聚
焦在結締組織的鍛鍊則屬陰。陽性的鍛鍊富韻律並具有重
複的特性，陰柔的鍛鍊則具有溫和牽引的特性。

# 長期與短期鍛鍊的效果完全相反

　　重量訓練的遠程目標，是要讓肌肉變得強壯，但是在
一趟有強度的訓練後，肌肉會馬上變得疲弱。舉重的人會
說：「我的腿在負重深蹲時過度痠痛，都快不能走去開車
了。」來誇飾他們的肌肉有多累。所以重訓短期的效果會
讓肌肉疲弱，但持續數週或數月規律地鍛鍊後，會讓肌肉
的強度全面提升。

　　長期的韻律操鍛鍊會降血壓和心跳，但在韻律操的
課堂上，目的是增加一個人的心跳並且維持升高幾分鐘。
即便在課堂後需要起碼一小時才能讓血壓和心跳回歸正常
值，但持續數週和數月規律鍛鍊後，平常的血壓和心跳比
平常鍛鍊時還要低很多。

　　這是正常的鍛鍊結果：短期鍛鍊效果跟長期鍛鍊效
果是完全相反的。陰瑜伽的練習也是如此。陰瑜伽練習的
長期目標之一是強化關節並使之靈活。但是，剛完成一個

長久停留的陰瑜伽體式後，我們的關節可能會覺得過於脆
弱。這種感覺是短暫的，而且理應在一到兩分鐘內消失。

# 陰瑜伽體式需要長時間停留

　　實密的結締組織回應富有韻律的壓力，與肌肉回應的方式不同。結締組織會抵抗短暫壓力，但當適切的壓力持續三到五分鐘時，便會慢慢改變。讓我們再用海綿的比喻來解釋：

　　請想像我們整個身體像海綿般，被奶油般濃稠的液體浸泡著。當奶油凝固時，海綿變得僵硬且無法彎曲，但當奶油融化後，要去伸展和扭轉海綿就會變得非常容易。

　　從凝固到溶化奶油，這段改變的過程，我們稱之為「相變」（Phase Change）。在結締組織上持續保持幾分鐘的壓力，會在液體層面產生相變，其結果會延展組織並帶來舒適感。這個相變同時也會讓氣在組織中有更好的流動，達到令人愉快以及幫助療癒的效果。

　　某些剛接觸瑜伽的人，可能會在體式中經驗相變，

但對身體上的延長可能感受並不深刻。換句話說，他們會經驗到一個愉悅的能量釋放，即便在體式中沒有做得很深入。

　　隨著規律的練習，結締組織的纖維會成長，並且重新調整和允許更多的活動度。

# 陰瑜伽體式停留時，肌肉需放鬆

為了能在關節四周的結締組織施壓，肌肉必須先放鬆。如果肌肉是收緊的，那麼結締組織就不會感受到壓力。你可以藉由輕輕地拉動左手中指來為自己示範看看。

當左手放鬆時，你可以感到最靠近手掌處指關節的結締組織被伸展。當左手指收緊並張開時，你可以感覺肌肉抗結拉動，但結締組織並沒有被伸展到。

指節的伸展可能看似是個不太重要的舉例，但相同的原則適用在膝蓋、髖關節和脊椎：在體式練習中，若想要結締組織受壓，這些區塊四周的肌肉必須要放鬆。

要知道在練習陰瑜伽體式時，要全身的肌肉放鬆是不可能的，也不建議如此，但重點針對的部位，其週遭的肌肉則必須放鬆。

　　比如說，在前彎的體式，你可能會想要溫和地輕拉手臂或是輕收腹部，以增加脊椎四周的壓力。但是脊椎四周的肌肉必須放鬆，否則結締組織就不會受壓。

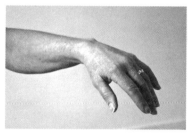

1. 肌肉放鬆

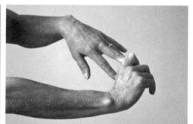

2. 肌肉放鬆

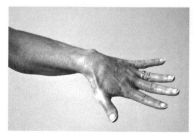

3. 肌肉收緊

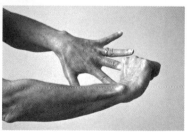

4. 肌肉收緊

# 關節的三個層面

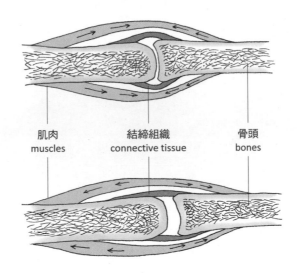

肌肉　　　　　結締組織　　　　骨頭
muscles　　connective tissue　　bones

　　關節有三個層面：骨頭、結締組織,以及能夠移動骨頭的肌肉。

　　當肌肉放鬆時,骨頭可以被拉開,且結締組織會被伸展。當肌肉收緊時,骨頭被拉緊在一起,而且結締組織不會被伸展。

# 陰與陽的態度

萬物都蘊含陰陽在其中,甚至包括我們的態度,有個明顯的例子就是去比較一位自然主義者和一位工程師的態度反差。工程師有著陽剛的態度,他會想改變事物,將老舊建築物拆掉,或是蓋建新大樓,在河上蓋出橋梁或挖出運河。這種想修動或更改所見之物的態度,就是一種陽剛態度。

自然主義者則有著陰柔的態度,他們會想知道植物或動物如何表現,而不會試圖去影響牠們。一個對蝴蝶有興趣的自然主義者,會去蝴蝶的原生地,耐心地坐著觀察牠們。一個自然主義者無法迫使蝴蝶飛舞、交配或產卵,他只能等待和觀察。他的態度是陰柔的,並且努力了解他所見之物。

當練習陰瑜伽時,最好保持「陰」的態度。切勿太焦慮或太過積極地勉強身體進入體式。在體式中保有適切的

努力，盡力做自己可以做到的範圍，然後耐心地停留、等
待。

　　陰瑜伽的力量在於時間，而非努力。我們的結締組織
需要時間才能慢慢回應溫和的受壓，不能被催促。學習富
有耐心地等待，能夠讓心智平靜，並且培養冥想靜坐的必
要態度。

　　現今文化欣賞這種「努力去做」的陽剛態度，但我們
的欲望是無窮無盡的。要獲得真正的快樂，我們就得培養
富有陰柔品質的耐心，並且心存感恩和知足。

# 陰陽總是相生相倚

　　沒有所謂「純陰」或「純陽」的態度，也正如沒有所謂全然陰瑜伽或全然陽瑜伽的練習。這兩種面向總是共存。可能會特別彰顯「陰」的面向或「陽」的面向，但另一個面向總是存在。

　　當練習一個前彎瑜伽動作時，我們要盡可能地放鬆。但是當我們放鬆每一寸肌肉的時候，我們可能就無法停留在動作中。某些肌肉還是需要努力平衡動作，或是維持一個溫和的牽引，因此陽剛的努力也存在於每個陰瑜伽的體式之中。

　　同樣的道理可以說明我們在練習陰瑜伽時的態度。能夠被動地觀察感受的升起，這屬於「陰」的態度，但盡量維持停留在動作中的努力，則屬「陽」的面向。

# 關於呼吸

在練習瑜伽體式時，許多初學者會無意識地憋氣，因此瑜伽老師時常會建議他們用某種特定的呼吸方式來保持專注和放鬆。

練習陰瑜伽時，一般我的建議是「自然地呼吸」。每個瑜伽體式都會以不同的方式影響我們的呼吸。

可能有些體式是專門設計來改變呼吸的，並從而改變在冥想中的知覺。能夠專注自己在每個體式中，用相同的呼吸方式來呼吸，這是一種陽剛的態度，但這麼做同時也會抹煞觀察瑜伽體式對自己自然呼吸影響的可能性。

有時在陰瑜伽的練習中，我會實驗性地止息一些時間，或是採用有節奏的呼吸長達一段時間，但在大多數的時間裡，我只是被動地觀察每個體式對我的自然呼吸有何影響。

# 感受「迴響」

在練習一個體式數分鐘後，放鬆地背部朝下躺著，感受身體的迴響（Rebound），這是個不錯的作法。體式會暫時阻止某些區塊的氣血流動，並將它重導至其他的區塊。

當我們從體式離開後放鬆地躺在地上，所感受到的就是「復原」的感覺。

我們停留在一個體式中伸展肌肉和關節的身體感受，往往支配著覺知，但當我們放鬆躺在地上時，我們可以平靜地專注在氣的感受上。其展現的方式可以是從一個區塊的壓力分散開來，蔓延至整個身體，又或是一種發生在脊椎或是腿上，更具體的能量感受。

大約在一分鐘後，這些感受會轉為一種祥和的寧靜，而非專注在某個特定的區塊。

瑜伽練習一個很重要的部分，就是培養對「氣」的覺知，因為「氣」是將三個身體連結在一起的線。

　　第一步先要學會感受到「氣」在肉身體，才能進而觀察星光體在情緒上的經驗，以及因果體的思緒。

# 迴響及反向伸展

短期的陰瑜伽練習，與長期練習所造成的結果是相反的。

一個長時間停留的陰瑜伽體式過後，通常會浮現的是一種脆弱感。

有時你會感受到一種復原的緊縮，演變成好像快要抽筋的疼痛感。如果能平靜地在過程中停留，你會發現那可怕的抽筋感不會出現，而且迴響的波動會漸強到一個程度後趨緩。

上述經驗對許多人來說可能是一個改變生命的體驗。我聽聞許多的學生們苦於長期疼痛多年，但卻在陰瑜伽練習中學習放鬆，進而療癒自己。

隨著學生對於這些抽筋感非常警戒，於是馬上側躺

到一旁，或是屈膝抱進胸口，又或者做其他簡單的還原伸
展。

　　一個體式之後，做還原伸展當然是可以的，但偶爾要
有決心平躺在地上，平靜地觀察復原，不做任何反應。

# 覺知練習

許多學生反應，當他們練習瑜伽體式，或是放鬆地躺在地上時，他們「什麼也感覺不到」。這是不可能的。在我們的身體中總是有感受昇起，只需要專注地用注意力去感受，我們的氣會移動到覺知停駐的地方，氣能移動到的地方，覺知亦隨之而行，這是千真萬確的。

試試看這個練習：舒服地坐著，並把意念專注在鼻子上。它是溫暖的嗎？會有點癢嗎？有脈動嗎？吸氣的時候是發生在鼻腔的上端還是底端呢？是否有一邊鼻腔比另外一邊還要通暢？這個練習可以像這樣無止境地做下去，並且證明了，不可能真的感受不到任何東西 —— 我們只需要將覺知帶到那裡即可。

如果一個學生堅持說他感覺不到任何東西，我們只能推測，他只是感受不到他「想像」氣應該有的樣子。

認知「氣」只會在描繪出的經絡圖流動是一個誤解。「氣」流動在身體的每個細胞中。

針灸圖上所描繪的經絡，都只是能被針灸所通聯的表層經絡。有一個更大更深的經絡被稱為「氣池」（Reservoirs of chi），它才是表層經絡的源頭。

氣從這些較深層的經絡循環到表層經絡，然後再次返回深層。氣在這些深層經絡的流動能夠在骨骼、肌肉和臟器內感受到。

我並非勸阻學生們去試著感受特定的經絡通道，我只是想鼓勵他們，不要忽視了氣運行全身的明顯感受，和它伴隨而來愉悅的平靜感。

# 學習放鬆

　　一百多年前，美國的哲學家威廉・詹姆士（William James）提出了一個能夠展示身心連結性的實驗：

　　放鬆平躺，然後靜心。放鬆後，試著讓自己變得生氣，但不能以任何方式收緊或改變身體。

　　也就是說，要試著生氣，但卻不能讓肌肉變僵硬，改變你的呼吸，緊咬牙齒，刻意讓血壓心跳變高，或者改變身體的任何表達。這是不可能做到的。每個思緒、每種情緒都存在我們的體內。

　　在以頭腦為主導的世界中，我們常常身體緊張卻不自知。我們以為偽裝情緒就能夠不讓它影響我們。但是偽裝壓抑卻是最殘忍的情緒處理方式 —— 我們的身體仍然承受著捶打。

如果對於身體所有承擔的內在生活更為覺知，我們也許就能預防不可取的心智狀態。

　　學習在像是五角星的體式中放鬆，能幫助我們辨認深處的緊張，不僅僅是在肌肉骨骼的層面。眼睛、下顎、心臟、橫膈膜和胃部都能被獨立關注並被放鬆。

　　這個健康的習慣有助於消融身體內累積的負面張力。這個技能在現今心臟病好發的社會中極具價值。

# 學習寂靜

　　本山博士曾經證實過，經絡系統和神經系統如同「陰」與「陽」般相輔相成。這意味著，如果能量在其中一個系統增加，那麼在另外一個系統的能量就會減少。陰瑜伽擴大了氣的能量，並減緩神經系統的能量，因此做完陰瑜伽體式的一個普遍反應是：只想安靜地躺著，什麼也不做。好不容易能夠深度放鬆時，要費力移動四肢似乎一點都不值得。

　　這種「不想移動」的狀態是種理想狀態，而且是靜心之前的完美序幕。許多人因為太緊張，以致不能夠寂靜安穩地靜坐幾分鐘。陰瑜伽的練習能夠改變這種狀況。如果你發現想要延長在練習中休息的階段，請不要抗拒它。認知並且享受它，這會幫助你有能力重建原本內在固有的平靜狀態。這麼做的時候，你已經近乎跨過靜心的第一個門檻，也就是坐直並且放鬆長達一段時間。

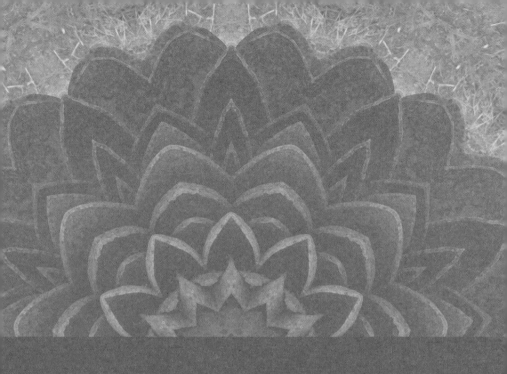

CHAPTER

4

✦

設 計 你 的 瑜 伽 練 習

# 瑜伽練習應隨著時間和環境改變

　　本山博士曾經告誡我，練習一個特定的體式序列持續一段時間後，就可以改變人生，但是同樣的例行練習如果持續太久，可能會造成更多傷害。

　　我曾在蝸牛式（Snail Pose）中嚐過這樣的苦頭。這是我十五年來最喜歡的體式，而且我常在體式中停留很久，之後我便有了上部脊椎和薦骼關節的問題，我很確定這是因為該體式所造成的。

　　這讓我感到懊悔，但也對這真實的經驗感到臣服。除了偶爾實驗性的練習外，我停止練習蝸牛式將近一年的時間，不適的症狀幾乎馬上停止，一旦我將蝸牛式偷偷放回練習中，症狀又會回來。

　　一年後，我重新將蝸牛式帶回練習中，但每個序列只做一次，每次只停留五分鐘，並且在每次停留時更換肩膀

的位置。

　　我現在又再次能夠享受蝸牛式所帶來的脊椎充分伸展和全身放鬆，而且不會有不適的感覺。

　　至今我還是不明白，為何會出現這種不適症狀，但重點是，我們的瑜伽練習是否能夠靈活適應我們人生不同階段的需求。

# 指導原則

當你開始培養你自己的陰瑜伽練習時,請將這些想法放在心裡:

1. 每個瑜伽體式都有可能不適合某些人。每個人的身體歷史都是獨一無二的,這代表每個體式都會以不同的方式影響每個練習者。通常這些差異非常微小,但有時也可能重大且有害。

   不要過於執著某個體式,覺得一定要練成大師。這些體式原本是富有療癒性的,而非用來滿足自豪感。有些體式可能會令人感到不舒服,但結果會是健康的。但有些體式可能就是不適合你。

2. 前彎體式是陰柔的,它將頭的高度帶到心臟的高度,讓血液能夠輕易回流到大腦中。心臟的肌肉是放鬆的,也降低了全身的血壓。前彎體式能平衡脊柱兩側經絡氣的

陰
瑜
伽

流動，藉此達到平靜和鎮靜。

3. 後彎體式是陽剛的，這些動作會刺激神經，讓練習者精
   力充沛。後彎體式不需要像前彎體式一樣停留這麼久。
   試著實驗看看，多做短暫停留的體式數次，而非一次性
   的長久停留。

4. 在一天中哪個時段練習，以及練習的季節，這兩者很重
   要。短時間停留並偏陽剛的練習，在早上或寒冷的氣候
   下是較為合宜的。偏向陰柔的練習，在晚間或是溫暖的
   氣候下較為適合。

5. 越是偏陽剛的練習，體式變化應該越多，停留時間較
   短，重複次數較多。越是偏陰柔的練習，體式變化不需
   多，可以在數個體式中重點練習。

6. 可在進行陰瑜伽前先做陽剛練習，或者反之亦可。只要
   在切換練習屬性時有足夠的調整時間即可。

7. 善用枕頭、毛毯及抱枕作為輔具來幫助自己，特別在那

些讓你感到難以停留一段時間的體式。陰瑜伽對身體不
該是一種勞損。如果發現自己完全無法放鬆，代表你練
習的方式太激進了。

# 圓弧型與挺直型脊椎

　　如果前彎體式是以圓弧且放鬆的脊椎來停留，那麼軀幹的結締組織會受壓較多。如果前彎體式是以挺直的脊椎來停留，那麼腿部的肌肉受壓會較多。

　　這兩種前彎體式有不同的重點，瑜珈練習者應將它們視為兩種不同的體式。

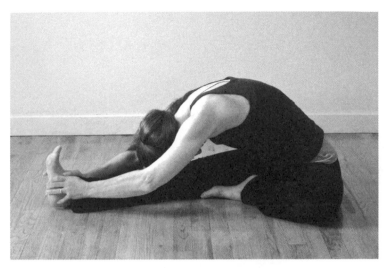

以圓弧且放鬆的脊椎來停留，軀幹的結締組織會受壓較多。

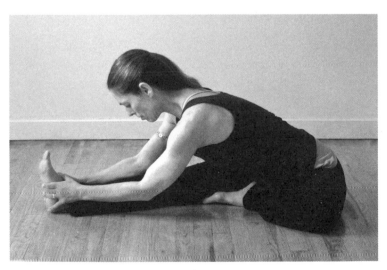

以挺直的脊椎來停留，腿部的肌肉受壓較多。

# 固著

　　「固著」（fixation）即是指兩個表面黏著在一起的真空密合狀態，最常見的例子，就是杯墊黏在沾濕的玻璃杯底。

　　隔一段時間後，介於杯墊和玻璃杯之間的液體被迫往一邊流出，當你將玻璃杯拿起時，杯墊會因為真空密封黏在杯底。能夠破壞固著的方式就是將玻璃杯一邊的邊緣從杯墊提起，並伴隨著微弱的「啵」一聲，來破壞真空密封的狀態。

　　所有關節都容易受到固著現象的影響，特別是肋骨和脊椎骨的關節。這些關節有平滑的表面，並因地心引力和肌肉的收縮持續受壓。有時當我們彎曲或扭轉脊椎時，骨頭移動的程度足以破壞真空密封的狀態，而發出「啵」的一聲。這會讓人立刻感到舒適，因為現在關節又能再次活動自如，也增加了氣的流動。

# 薦骨固著

最容易受到固著影響的是薦骨,一旦薦骨固著,骨頭便很難有足夠的活動空間能解開這個狀態。

年輕薦骨具有前傾的傾向,這會增加腰椎的曲度,但是當我們因老化而出現薦骨固著時,我們會無意識地後傾骨盆並減少腰椎曲度。曲度能夠減少在前側和後側的緊縮壓力。這也是為什麼生物會自然捲曲生長,好比攀緣植物的捲鬚或我們的足弓。

這也是為什麼我們的脊椎有弧度。年輕的脊椎富有完好且漂亮的曲度,能夠輕易地前彎和後彎。老化的脊椎會失去曲度並可能無法彎曲,這會導致椎間受到壓縮和背部疼痛。有著屬陰柔的前彎毛毛蟲式(Caterpillar pose)與屬陽剛的後彎馬鞍式(Saddle pose),就自我治療薦骨健康而言,是我所知最有效的兩個體式。

# 上半身的力量

　　雖然本書主題為陰瑜伽，但想順道強調，關於上半身陽剛的力量也很重要。在道家對身體的分析中，腿部屬陰，因為它們較為沉重、密實且較接近地面。手臂相較之下屬陽，因為它們較輕盈、富活動性，並且較靠近天空。

　　當我們老化時，腿變得更沉重、更難活動。相對地，手臂相較之下變得較不密實且不強壯。要能擊退這些自然老化的傾向，瑜伽練習者應著重在下半身的結締組織伸展，還有著重上半身的肌肉強度。

　　下半身的體式主要被薦骨的靈活度和腰椎曲度所影響。但上半身的體式主要會被肌肉強度（而非靈活度）所影響。無法做到三點支撐式（Tripod）和鱷魚式（Crocodile）的話，表示上半身的力量極為不足。上半身肌肉不足，骨骼也脆弱，則脊椎會呈駝背狀態。

# 三個練習序列

　　以下的例行練習，主要是讓初學者能在序列中淺嘗陰瑜伽各種體式的變化。練習陰瑜伽的正確方式不只一種，每個人的需求各不相同。

　　我建議在第一週先每天做第一個練習序列，並且簡單地記錄這個練習對自己造成什麼影響。然後在第二週每天做第二個練習並記錄，以此類推到第三個練習。

　　對每個練習都感到熟悉後，我建議你每週練習三次，每次依序變換練習。如果能從每個例行練習中選擇幾個體式，用八到十個體式來編排一個屬於你的例行練習的話更好。不論你的例行練習為何，重要的是得確認自己在每個體式中都能夠放鬆。這是能夠去感覺到體式在我們身上所產生影響最好的方式。在體式之間能夠放鬆平躺來避免勞損身體也是個好方法。慢慢來，好好享受它吧！

# 第一個練習序列

　　第一個練習序列，相較於其他練習來說比較陽剛，並且著重在脊柱的活動而非髖部。

　　任何體式在需要的情況下，都能夠反覆多次練習。如果重複一兩次不夠，那就做三到四次。但務必在體式之間放鬆平躺，以免勞損身體。

1. 抬腿式（Leg Raises）
2. 蝸牛式（Snail）
3. 毛毛蟲式（Caterpillar）
4. 三點支撐式（Tripod）
5. 鱷魚式（Crocodile）
6. 駱駝式（Camel）
7. 孩童式（Child's pose）
8. 馬鞍式（Saddle pose）
9. 屈膝抱腿式（Folded Pose）

10. 蝴蝶式（Butterfly）
11. 脊椎扭轉式（Spinal Twist）
12. 五角星式（Pentacle）

陰
瑜
伽

# 第二個練習序列

　　這個例行練習著重在髖部和腿上。任何體式在需要的
情況下都能夠多次重複地練習。但務必在體式之間放鬆平
躺，以免勞損身體。

1. 沉睡天鵝式（Sleeping Swan）或靠牆鞋帶式（Shoelace on the Wall）
2. 半青蛙式（Half-Frog）或靠牆青蛙式（Frog on the Wall）
3. 蜻蜓式（Dragonfly）或靠牆蜻蜓式（Dragonfly on the wall）
4. 天鵝式（Swan）
5. 半馬鞍式（Hald Saddle）
6. 屈膝抱腿式（Folded Pose）
7. 毛毛蟲式（Caterpillar）
8. 脊椎扭轉式（Spinal Twist）
9. 五角星式（Pentacle）

# 第三個練習序列

　　這個例行練習綜合了髖部與脊柱活動。任何體式在需要的情況下都能夠多次重複地練習。但務必在體式之間放鬆平躺，以免勞損身體。

1. 方塊式（Square Pose）或靠牆鞋帶式（Shoelace on the Wall）
2. 半蝴蝶式（Half Butterfly）
3. 毛毛蟲式（Caterpillar）
4. 龍式（Dragon）
5. 蝗蟲寶寶式（Infant）
6. 海豹式（Seal）
7. 孩童式（Child's pose）
8. 脊椎扭轉式（Spinal Twist）
9. 五角星式（Pentacle）

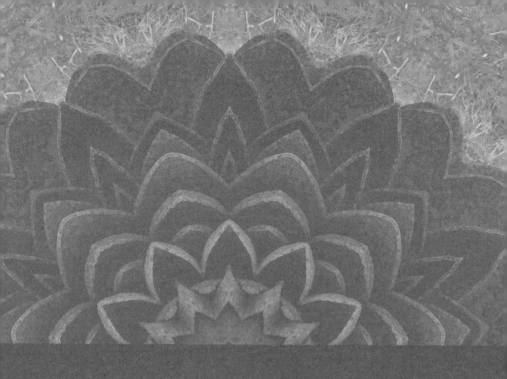

CHAPTER

5

✦

陰瑜伽體式大綱

# 五角星式（Pentacle）

我們先從五角星式來看陰瑜伽體式，原因在於，練習體式時，要能夠感覺身體上的氣血運行並非易事。想要費力去感覺時，反而常常會讓精微的感受變得更令人費解。

若在練習完一個困難的體式後，在五角星式中放鬆，那麼去感覺氣血運行充盈在身體的某個區塊就會較為容易。

就連關節所感受到的不適，也是氣的一種展現形式，而我們能學會客觀地去察覺它。這個練習對於在冥想中引導氣的流動很有幫助。

平躺在地上，以放鬆不戒備的姿勢將雙手和雙腳打開。閉上眼睛並且讓身體往地面下沉。

練習陰瑜伽最理想的心態是个焦急地等待。試著在體

式中感受因各種氣血和液體運行，而在身體各個不同部位所產生的壓力。

以上所形容的身體姿勢只是一個建議。藉由雙手雙腳打開身體，增加與地面接觸的面積，有助於學習感受身體，但其實只要是你感覺舒適的任何體式都可以。你可以隨時進行一到五分鐘的五角星式。

五角星式

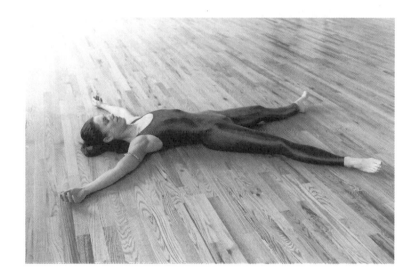

# 半蝴蝶式（Half Butterfly）

　　半蝴蝶式能夠伸展腿打直那側的背部和對側的脊椎。
這會幫助校正脊柱兩側氣運行不均的情況，同時也會幫助
減少脊柱的壓力。對於有八成人口都經驗下背痛的文化來
說，這個體式相當有價值。

　　半蝴蝶式是用一腿伸直另一腿彎曲，並收進對側的鼠
蹊坐著（圖A）。

　　將下巴收向胸口，身體向前傾，並試著握到腳踝或腳
掌（圖B）。

　　嘗試握到腳掌，會增加伸展深度。腿打直那側的膝蓋
一開始時可以微微彎曲，只要能夠感覺到腿打直那側的背
部伸展即可。在這個動作停留三到五分鐘。

## 半蝴蝶式

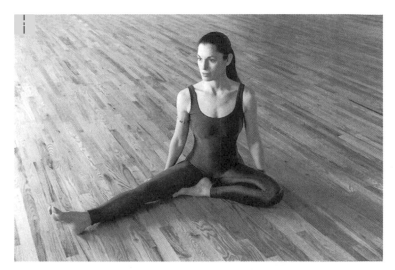

一腿伸直，另一腿彎曲並收進對側的鼠蹊坐著。

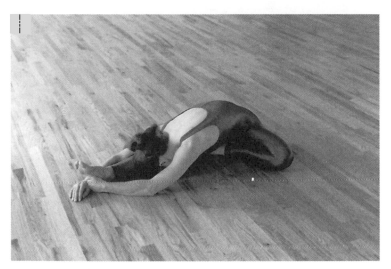

將下巴收向胸口，向前傾並試著握到腳踝或腳掌。

陰
瑜
伽

# 蝴蝶式（Butterfly）

蝴蝶式（Butterfly）會伸展下背部脊椎和鼠蹊。

以腳心互碰的姿勢坐著（圖A），然後向前傾（圖B）。

如果腳很靠近鼠蹊的話，鼠蹊肌肉會伸展較多。如果腳離鼠蹊有些距離，下背部脊椎會伸展較多。

我常建議膕繩肌（Hamstring，即大腿後側肌群）很緊的人們做這個體式，因為它讓下背部脊椎得以伸展，而且做這個體式不需要有柔軟的膕繩肌。

110

# 蝴蝶式

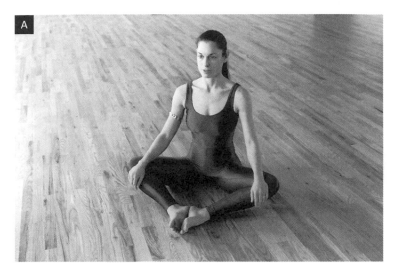

以腳心互碰的姿勢坐著。

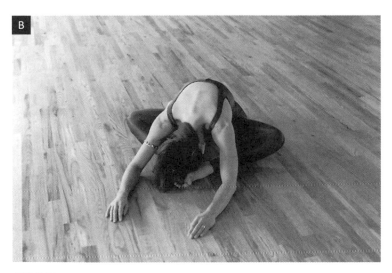

身體前傾。

# 半青蛙式（Half-Frog）

半青蛙式會伸展膕繩肌和鼠蹊。因為半青蛙式會將骨盆向前推，比半蝴蝶式更能同時達到膕繩肌和鼠蹊的伸展。初學者在膕繩肌的感受會比鼠蹊多，但等身體慢慢伸展開後，也會伸展到鼠蹊。

一腿打直，另一腿彎曲並讓腳掌靠近臀部坐著。曲腿的腳踝可以勾或腳背貼地皆可（圖A）。

將雙腿打開到舒適的寬度並向前傾。如果你的身軀比較靠近打直的腿，那麼膕繩肌會受到較多伸展（圖B）。

如果身軀來到雙腿的中間，打直腿那側的鼠蹊和彎曲腿那側的髖部會有較多伸展（圖C）。小心不要拉傷曲腿的膝蓋。

在半青蛙式中每邊停留兩到三分鐘。

## 半青蛙式

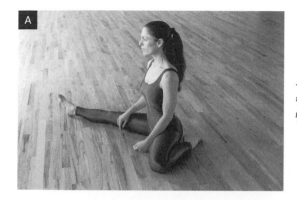

一腿打直，另一腿彎曲並讓腳掌靠近臀部坐著。

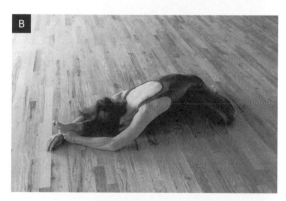

將雙腿打開到舒適的寬度並向前傾。若身軀較靠近打直的腿，那麼後大腿肌群伸展較多。

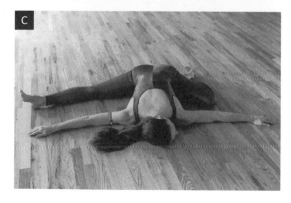

身軀來到雙腿中間，直腿側的鼠蹊和彎腿側的髖部會有較多伸展。

# 蜻蜓式（Dragonfly）

　　蜻蜓式會伸展大腿後側、下背部脊椎，以及鼠蹊部位。這個體式對初學者來說可能會感到挫折，因為感覺起來慢到像沒有任何進程。我唯一能給的建議就是努力不懈地練習。

　　持續練習吧，因為當你在其他前彎的體式中有些進步的時候，這體式最終也會回應你所付出的努力。

　　以雙腿打開大約九十度或略寬（圖A）的方式並前傾坐著。

　　試著將雙手放在前方的地面上。當柔軟度增加時，先試著將手肘放在地面最終將頭碰到地（圖B）。

　　將這個體式停留三到五分鐘。

# 蜻蜓式

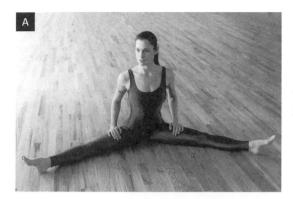

雙腿打開大約九十度或略寬。

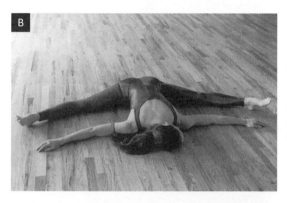

雙手放在前方的地面上。當柔軟度增加時，先試著將手肘放在地面，最終將頭碰到地。

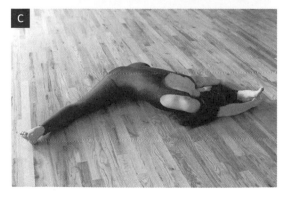

蜻蜓式的變化式。這個體式會給你更多脊柱的伸展，有時鼠蹊也會伸展到。

陰
瑜
伽

# 沉睡天鵝式（Sleeping Swan）

　　沉睡天鵝式中的前腿會將股骨外旋，並且會伸展到臀部和大腿側邊全部的肌肉和結締組織，同時溫和伸展打直腿的髖屈肌（hip flexors）。

　　手撐地跪在膝上，然後將右腿往後移約一腳掌的距離，將左腳放在右膝前方（圖A）。

　　保持左腳現在的位置，將右膝盡力往後帶到最遠的位置，使骨盆能因此降低，靠近地面。向前傾並用手肘負重身體。你的骨盆應在離地不遠處因雙腿受壓懸吊著，但主要受壓在左髖和左腿（圖B）。

　　此時可將前腳掌更往前放並且試著趴在胸口。

　　以此姿勢停留三到五分鐘，然後換邊。

116

## 沉睡天鵝式

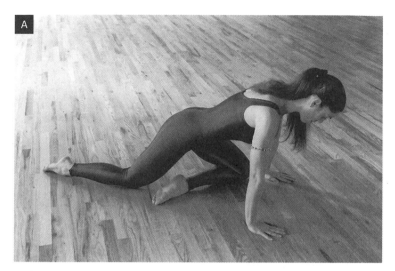

手撐地跪在膝上，右腿往後移約一腳掌的距離，將左腳放在右膝前方。

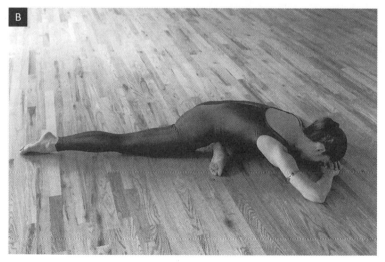

保持左腳現在的位置，將右膝盡力往後帶到最遠的位置，前傾並用手肘負重身體，
然後趴下。

# 天鵝式（Swan）

　　為沉睡天鵝式加入後彎的變化式，能夠更有效地伸展到大腿後的髖屈肌。有些學生較偏好此體式，因為他們發現這個體式比沉睡天鵝式更能伸展髖部前側。

　　進入的方式是先來到沉睡天鵝式後，用雙手將身體軀幹推直，甚至來到後彎。若將頭部往後傾，會加深脊椎後彎曲度。

　　當後彎時，應試著將骨盆保持降低。這些變化會影響不同部位的脊椎。

　　在此體式每邊停留一到兩分鐘。

## 天鵝式

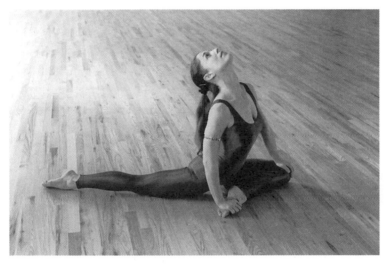

先來到沉睡天鵝式後，用雙手將身體軀幹推直，可以的話進一步後彎。

# 方塊式（Square Pose）

　　方塊式跟沉睡天鵝式一樣能影響髖部和大腿，但同時也能伸展下背部脊椎。

　　將雙腿屈放在身體前。將左腿抬起，並試著把其腳踝外的骨頭放在靠近膝蓋的右大腿上（圖A）。

　　每人的柔軟度不同，你的左膝有可能會高懸在空中。但你應可感到類似在沉睡天鵝式中髖部和腿部伸展的感受。

　　現在試著前傾。當前傾時，你的胸口會推往左腿並增加伸展感（圖B）。若的髖夠開而能往前傾更多的話，那麼你會開始感到下背部脊椎的伸展。

　　在方塊式停留三到五分鐘，然後換邊。

# 方塊式

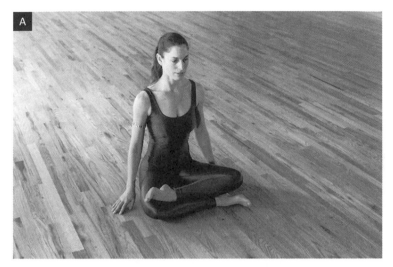

將左腿抬起，並試著把其腳踝外的骨頭放在靠近膝蓋的右大腿上。

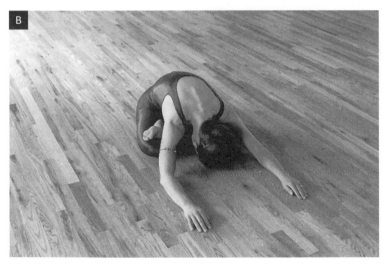

前傾。

# 鞋帶式（Shoelace）

　　鞋帶式是方塊式的變化式。將雙膝交叉到近乎交疊（圖A）然後前傾（圖B）。

　　由於每個人身體解剖架構不同，你可能會偏好鞋帶式，也可能喜歡方塊式。就讓經驗來引領你練習吧。

# 鞋帶式

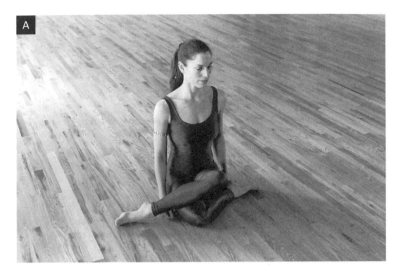

雙膝交叉到近乎交疊。

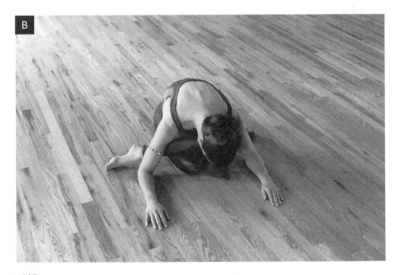

前傾。

# 毛毛蟲式（Caterpillar）

毛毛蟲式是最基礎也最重要的體式之一，會伸展到腿部和整個脊柱，進而達到平衡氣的運行。這對放鬆心智以及收攝感官有相當的助益，因此是準備進入靜心冥想很好的體式。

將雙腿打直在你的前方，雙腳打開與臀部同寬（若偏好略窄些亦可）。

將下巴收向胸口，使頭顱底端的肌肉和韌帶得以伸展。向前傾並試著握到腳踝或腳掌。試著讓雙腿保持打直，但不要太過努力，應保持放鬆。膝蓋可微屈，但要能感受到腿後方的伸展。

放鬆腿部的肌肉和脊椎，然後感受從腿部和髖部一直上達到頭顱的伸展。試著在這個體式中停留三到五分鐘，或更久一些。

# 毛毛蟲式

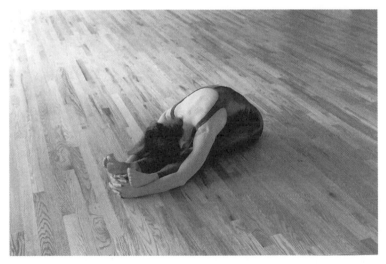

雙腿打直，下巴收向胸口，向前傾並試著握到腳踝或腳掌。

# 抬腿式（Leg Raises）

　　抬腿式屬於肌肉的陽剛鍛鍊。若想增加下背部脊椎的柔軟度，會更需要強而有力的腹部、下半背部腰方肌（Quadratus Lumborus）以及髖屈肌。抬腿式會有效地增強這些區塊的肌肉強度。學生在前彎體式後練習此體式，薦骨會感覺到絕妙的調節。

　　平躺在地上，並將你的手掌放在臀部下方，將雙腿屈後靠近胸口（圖A）。試著將雙腿打直並穩定膝蓋（圖B）。將下巴收向胸口並且慢慢地將雙腳靠近地面（圖C）。

　　當雙腳離地面幾英吋時，停駐在這裡幾個呼吸。以上步驟為一個循環。請重複這個循環五次以上。為了讓練習更有變化，可以讓腿在離地面不同的高度時，各停留幾個呼吸。如果將頭往後仰，下背部脊椎和髖屈肌的壓力會增加。你也可以直接將雙腿打直抬起，而非屈膝的方式，使練習更有變化。

## 抬腿式

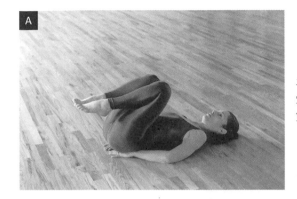

平躺在地上，將手掌放在臀部下方，雙腿屈近胸口。

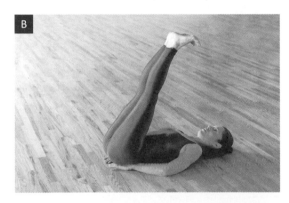

打直雙腿，穩定膝蓋。

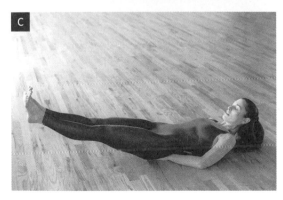

下巴收向胸口，緩慢將雙腳靠近地面。

# 蝸牛式（Snail）

蝸牛式會伸展整個脊柱，並收攝外在感官的能量，帶回到心智。即便是覺得此體式困難的人，練習後仍可感受隨之而來的愉悅。

先將雙手貼地平躺在地上，雙腿抬起超過頭部（圖A）。

初學者應該盡量保持雙腿打直，並可使用雙手拖著髖部後方來幫助平衡（圖B）。雙腳可能還碰不到地面，但雙腿肌肉和脊椎會被有效地強化和伸展。

經過幾個月的練習後，雙腳或許能夠碰到地面，此時你可以手握小腿或腳踝。務必注意，在這個階段的蝸牛式，不要把重量放在頸部，而是要將髖部降低，且重量大部分集中在肩胛骨。這個變化式在中下背部的脊椎和腿部有很好的伸展（圖C）。

　　最後一個變化式是要盡量向頸部和肩部蜷曲（圖D），甚至將雙膝屈向地面（圖E）。這個變化式對於頸部和上背部脊椎的壓力是最大的。

　　可用東西墊在脊椎和肩膀下，保護棘突（Spinous Processes）不被壓傷。進食後二至三小時內不要做這個體式。

　　如果抬腿並蜷曲到體式中對你來說很困難的話，練習時請先跳過這個體式。在脊椎變得有靈活度之前，先練習有具有前彎性質的體式作為替代。

　　女性在生理期時應避免做這個體式。

　　試著在蝸牛式停留三分鐘或更久一點，然後慢慢地蜷曲回到地面上。

## 蝸牛式

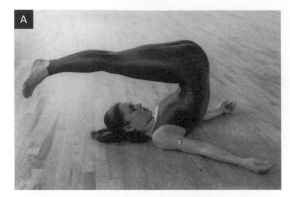

雙手貼地面,雙腿抬起超過頭部。

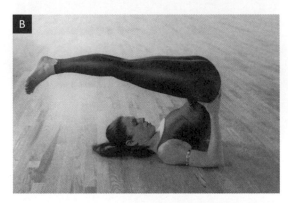

使用雙手拖著臀部後方來幫助平衡,雙腿打直。

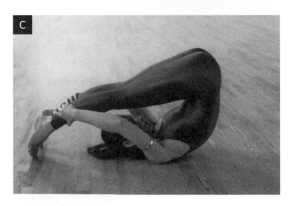

柔軟度較佳者,手握小腿或腳踝。

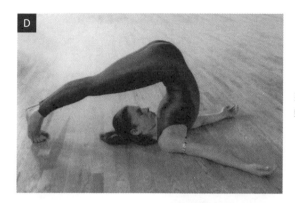

盡量向頸部和肩部
蜷曲。

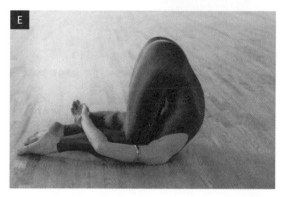

雙膝屈向地面。

# 三點支撐式（Tripod）

三點支撐式屬於陽剛的肌肉鍛鍊，它會強化上半身的肌力，對軀幹前側的肌肉來說更是很棒的伸展。

這是前彎過後很好的反向伸展，讓身體為接下來的後彎做準備。

坐著並將左手放在身後幾呎的地面上。將左腿伸直，右腿屈膝，右腳掌靠近臀部（圖A）。用全身的肌肉，尤其是手臂和上背部，將骨盆盡可能推到最高的位置。

右手臂伸展過頭的時候，轉頭看向地面（圖B）。像伸懶腰一般伸展腰部和肋骨。

保持在三點支撐式一到兩個呼吸，然後換邊。因為三點支撐式屬於陽剛的肌肉鍛鍊，因此建議重複三次或更多次。

## 三點支撐式

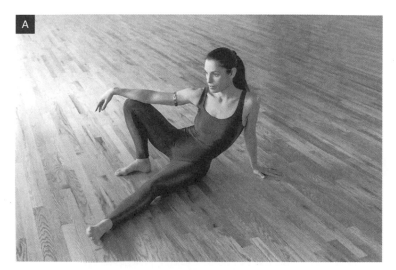

左腿伸直，右腿屈膝，右腳掌靠近臀部。

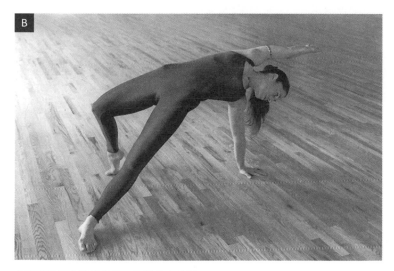

右手臂伸展過頭的時候，轉頭看向地面。

# 鱷魚式（Crocodile）

鱷魚式是強化上半身肌力的陽剛體式，即一般俗稱的伏地挺身（Push-up）。別讓健身房裡的慘痛回憶，影響你對這體式的好感。這是培養全身性肌肉強度和自信的絕佳體式。雖然在該體式中，最有感覺的會是手臂和肩膀，但它同時也會增強腹部和脊椎的強度。

手和膝蓋撐起離地，將雙腿伸直，身體保持一直線（圖A）。

吸一口氣，然後吐氣，接著緩慢地將軀幹伏向地面，手肘位置靠近肋骨兩側（圖B）。

維持這個姿勢幾秒鐘，深吸氣，吐氣時手推向地板，撐回一開始的姿勢。初學者可以膝蓋著地，等到較強健時再試著膝蓋離地。請重複此動作三次以上。

# 鱷魚式

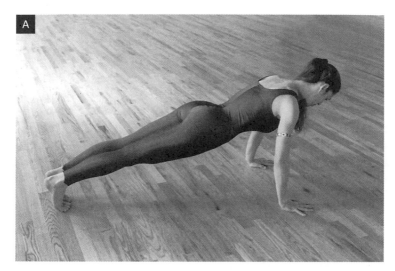

手和膝蓋撐起離地,將雙腿伸直,身體保持一直線。

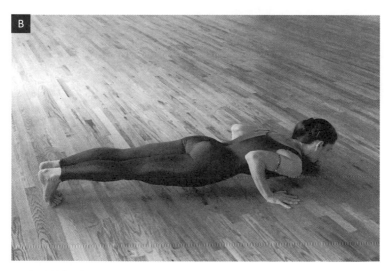

深呼吸後緩慢將軀幹伏向地面。

陰
瑜
伽

# 蝗蟲寶寶式（Infant）

　　這個體式對脊柱旁所有的肌肉來說屬於陽剛的刺激。
同時也會增進腹部臟器的血液循環。

　　平趴在肚子上，手臂放在身體的兩側。

　　吸氣並盡量舒適地將胸與頭部抬高。至於是否要將雙
腿抬起或是合在一起，端看你的選擇。透過直覺找到能夠
讓脊椎延長的變化式。

　　在蝗蟲寶寶式停留五個呼吸，若想要多重複幾次亦
可。

## 蝗蟲寶寶式

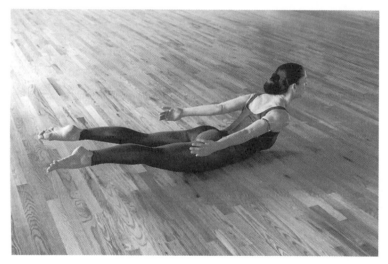

肚子貼地趴著,吸氣時將胸與頭部抬高,手臂向後舉起。

# 孩童式（Child's Pose）

　　這個體式能溫和伸展脊柱，所以它也是後彎的復原式。

　　這個體式也讓頭部低傾，以致心臟能夠休息而不需努力將血液打到腦部。如果你在瑜伽練習後感覺到發冷或是虛弱，孩童式會很有幫助。

　　孩童式的做法是將臀部坐在腳跟上，然後身體前彎，將頭部放在地上，手臂舒適的放置在身體的兩側或前方。眼睛閉上並放空頭腦。

　　在孩童式中放鬆一分鐘或更久亦可。

# 孩童式

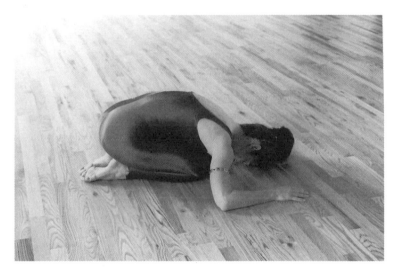

將臀部坐於腳跟，頭部置於地面，雙手自然趴向地面。

# 海豹式（Seal）

這個體式對下腰部後彎的強度較高。

大部分人的下腰部都比較僵硬，這還算是最輕微的，更糟的是有人還會感到疼痛。

海豹式有助於重建腰椎曲度。長年久坐在椅子上，造成腰椎曲度被迫改變，甚至失去正常該有的曲度。既然大部分人平常還是會持續久坐，因此我們急需對抗下腰部的損傷。如果你像多數人有所謂「腰痠背痛」的情況，那麼這個體式剛開始會讓你感到有些吃力，但請不要放棄，只要持續練習，腰椎狀況就會開始改善。

像蝗蟲寶寶式一樣，平趴在肚子上，將手掌放在肩膀外側的地面上。每個人的身體比例和靈活度都不一樣，所以要多試驗幾次才會知道手掌放在哪裡才適合。

　　將手臂伸直並將身軀抬離地面。對大多數的人而言，虎口朝向前方較容易將手臂伸直。脊椎和腹部應完全離開地面。

　　至於骨盆是否離開地面，取決於個人的身體比例和靈活度。有些瑜伽練習者喜歡將脊柱兩側的肌肉收緊，而其他的練習者偏好在這裡輕鬆停留，讓脊椎慢慢自然彎曲。

　　海豹式的變化式，能有效地分別影響脊椎各個不同部位。如果將雙腿分開，那麼在腰椎的壓力就會變人。如果將雙腿併攏，會讓脊柱的伸展較為平均。保持臀腿用力或者放鬆也會改變強度，但是每個人感受不盡相同，你必須自己去嘗試經驗。如果把頭部往後傾，在脖子和腰椎的曲度會變得更大。

　　在海豹式停留一分鐘，然後慢慢將身體平趴，想要重複幾次都可以。

## 海豹式

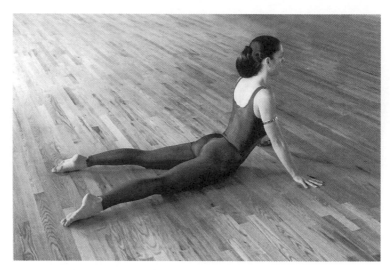

平趴於地面上，將手掌放於肩膀外側的地面，然後將手臂伸直抬離地面。

# 龍式（Dragon）

龍式能夠伸展鼠蹊、腳踝和曲髖肌。此體式也會讓後彎的動作變得更容易。因為骨盆將有更多自由度。

龍式的做法，是將一隻腳往前放在地上，另一隻腳放在後方，用雙手來保持平衡並且慢慢地將後腿的大腿下降靠近地面，以致前腿感覺到伸展的壓力（下頁圖A）。依每個人伸展的程度不同，你也可能會感覺到前腿鼠蹊的伸展。

如果雙腿打開的距離不是太大，你也可以用手推向前膝來放大腳踝與阿基里斯腱的伸展感（下頁圖B）。

如果雙腳距離能加大，你將會感覺到後腿的曲髖肌伸展較多（下頁圖C）。

劈腿體式是龍式的一種變化（下頁圖D）。
嘗試在此體式停留兩到三分鐘，之後換邊練習。

## 龍式

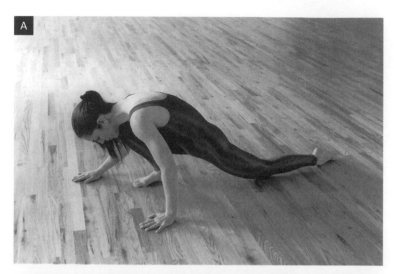

一隻腳往跨，另一隻腳留在後方，雙手保持平衡，並慢慢將後腿的大腿靠近地面。

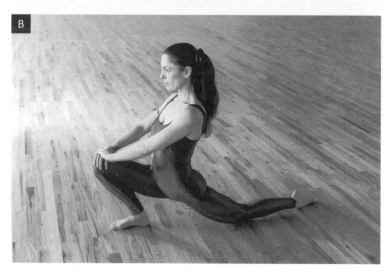

雙手推向前膝。

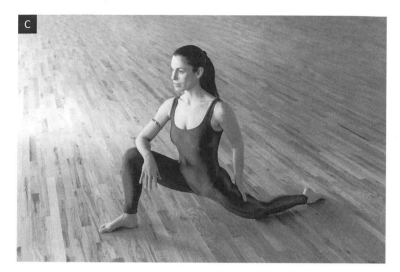

加大雙腳距離，感受伸展。

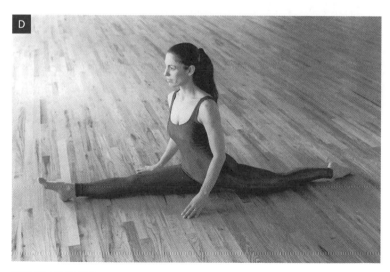

進階者可嘗試劈腿。

陰
瑜
伽

# 屈膝抱腿式（Folded Pose）

　　此體式對脊椎來說是溫和伸展，對髖關節而言則是輕度訓練。在馬鞍式後彎之後，此體式是能幫助脊椎放鬆張力的好方法。

　　平躺在地上，將右膝收向胸口，手抱膝（圖A）。若想要在上胸椎溫和伸展，也可以將前額靠近膝蓋。

　　保持在體式中大約三個呼吸，然後換邊。

　　兩邊都做過之後，雙腿再一起做一次（圖B）。

## 屈膝抱腿式

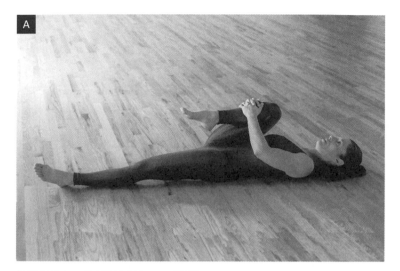

平躺在地上，將右膝收向胸口，手抱膝。

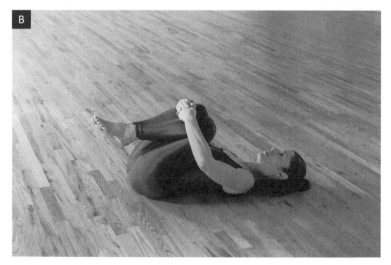

兩邊都做過之後，雙腿再一起做。

# 脊椎扭轉式（Spinal Twist）

此體式能放鬆肌肉和經絡間的緊張。這個體式相當適合作為練習的結尾，因為它有助於釋放任何練習中產生的緊張感。

做法：先平躺在地，將雙膝靠近胸口，雙腳抬離地面。

將左腿交疊於右腿上（圖A），然後雙腳一起往右側扭轉（圖B）。

你可能會想將右手放在膝蓋上，讓它們更靠近地面，也可藉由左手臂延伸，將左肩胛更靠近地面，加深扭轉。

膝蓋的高度會改變扭轉的感覺，應多嘗試幾種不同的高度。保持在此體式一分鐘左右，然後交換。

# 脊椎扭轉式

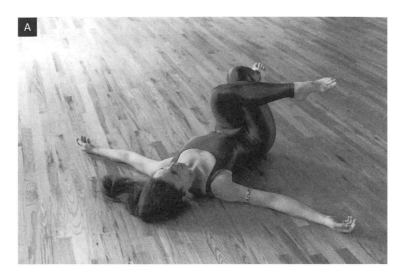

左腿交疊於右腿上。

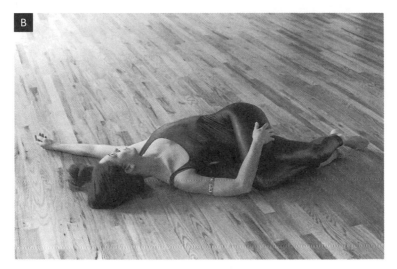

雙腳一起往右側扭轉，右手置於膝蓋上方，將左肩胛靠近地面，加深扭轉。

# 馬鞍式（Saddle）

此體式伸展腳掌、膝蓋、大腿並且彎曲腰椎和薦椎。

馬鞍式的做法是坐在腳跟上並打開膝蓋。對大部分的人來說，這樣足以伸展腳踝，膝蓋和大腿（圖A）。

當你更有伸展彈性的時候，試著往後仰躺並且用雙臂支持身體。如果這樣很容易的話，改用手肘支撐。如果這樣還是很輕鬆，試著後彎，更多將身體重量放在頭上（圖B）。

如果這樣還是太容易，你可以將身體躺在地上（圖C）。保持腰椎彎曲，躺在地上能夠減緩腰椎的彎曲壓力。

從馬鞍式出來可能比進入此體式困難得多。多年來我查詢了許多不同的瑜伽書籍，大部分都只有說「離開體式」。

以我的經驗來說，對大部分人而言較沒壓力的方式是：用側躺的方式離開體式，或者將身體傾向一邊，然後將另外一隻腳伸直出來。讓經驗來引導你。

嘗試在馬鞍式中停留一分鐘，然後慢慢增加到三分鐘或更久。

請注意，做這個體式時，人們一想到關節會在體式中承受過多的壓力，便會感到退縮。

在這個體式中，太過躁進或是缺乏耐心，都可能釀成悲劇。就如同好的藥物也可能會被濫用。也許你需要花上好幾年，才能舒適地做這個體式的進階版。

要謹慎地練習，但不要被恐懼綑綁。我們鎮日久坐的狀態和無力的雙腿常讓我們受傷，但是明智又有耐心的瑜伽練習，能夠幫助我們復原身體該有的基本靈活度。

## 馬鞍式

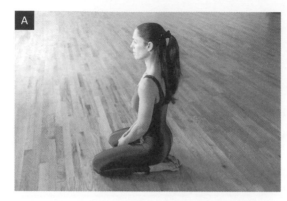

坐在腳跟上並打開
膝蓋。

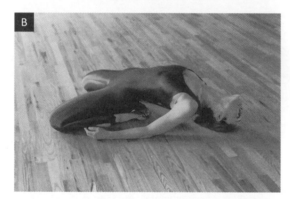

後仰並用雙臂支持
身體。

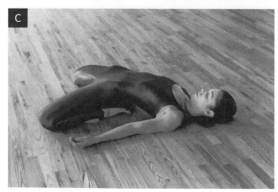

將身體躺在地上。

# 駱駝式（Camel）

駱駝式可視為馬鞍式的準備或變化式。

如果你的膝蓋和腳踝因太僵硬而無法做馬鞍式，駱駝式能夠幫助你伸展人腿並彎曲腰椎。

即便你能夠很輕鬆地做馬鞍式，也許還是會偏好駱駝式，因為在此體式中，中段和上端的脊椎曲度是更深的。

張膝跪地，試著將手往後走到小腿和腳跟來支持身體。試著將骨盆往前推並將頭往後傾。

嘗試做駱駝一分鐘或更久。

## 駱駝式

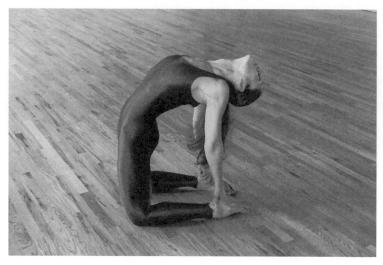

張膝跪地，將手往後走到握住腳跟。試著將骨盆往前推並將頭往後傾。

# 半馬鞍式（Half Saddle）

另一個馬鞍式的變化是半馬鞍式。這體式跟馬鞍式很像，但一次只做一隻腳。

此體式在腰椎和薦椎的曲度比馬鞍式小，但在大腿的伸展卻較多。

一隻腿自然擺放而不將其坐在臀下。

另一隻腿伸直，或依你想要的方式放置（下頁圖A或B）。

在半馬鞍式中停留一到三分鐘後換邊。

# 半馬鞍式

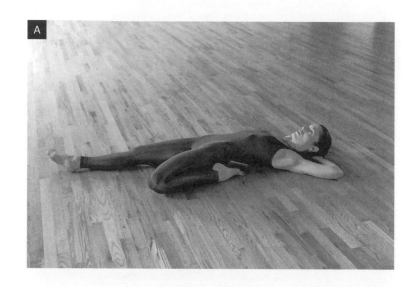

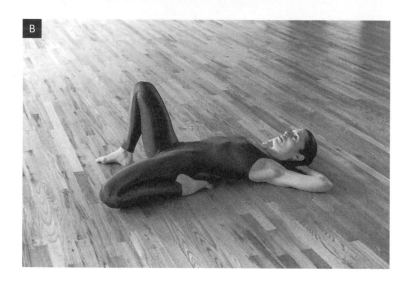

---

# 靠牆鞋帶式（Shoelace on the Wall）

這個版本的靠牆鞋帶式，對於任何脊椎和膝蓋不適的對象是非常有用的，但即便年輕健康的瑜伽練習者也會很喜歡這個伸展，因為很放鬆。此體式可作為沉睡天鵝式、鞋帶式和方塊式的有效替代式。此體式針對的部位是臀腿側面的肌肉和結締組織。

背部平躺於地面，臀部靠牆，並將雙腿上抬，直立於牆面（下頁圖A）。你的骨盆和臀部越靠近牆面，感受到的伸展就會越強烈，所以請依情況調整距離。膝蓋彎曲，將腳掌踩向牆面，然後用雙臂穩定身體，用雙腿的力量將骨盆抬離地面（下頁圖B）。

將左腳踝放在右膝上方，停留在體式的期間，右腳掌要推向牆面（下頁圖C）。慢慢將骨盆放回地面（下頁圖D）。這會使腿靠近身體軀幹並且創造在臀部或腿部位的伸展。停在靠牆鞋帶式三到五分鐘，然後換邊。

# 靠牆鞋帶式

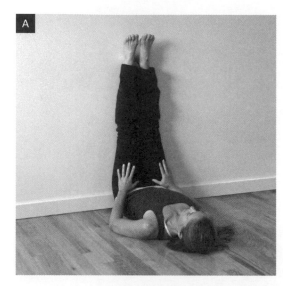

背部平躺於地面，臀部靠牆，並將雙腿上抬，直立於牆面。

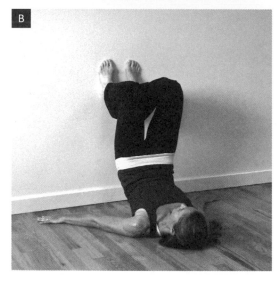

膝蓋彎曲，腳掌踩向牆面，用雙臂穩定身體，將骨盆抬離地面。

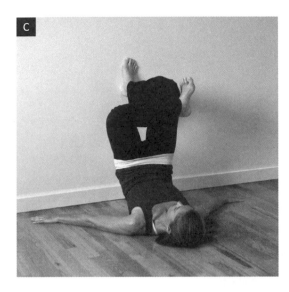

左腳踝放在右膝上
方後停留。

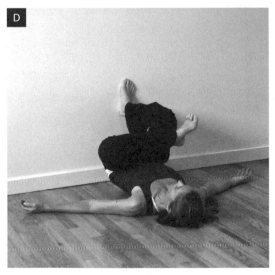

慢慢將骨盆放回地
面。

# 靠牆青蛙式（Frog on the Wall）

　　此體式可取代龍式或半青蛙式。主要針對是鼠蹊部位的肌肉。

　　背貼地平躺，臀部盡量靠牆，並將腿直放在牆面（圖A）。

　　膝蓋彎，將兩個腳掌往下滑（圖B）。

　　然後將手各放在一邊的小腿上，膝蓋打開，腳掌走到外側，直到腳掌與膝蓋同寬（圖C）。

　　膝蓋越開，伸展就越強烈，所以請依情況調整寬度。

　　你可能會選擇將手輕按在膝蓋上，但不要勉強過度伸展。停留在此體式三到五分鐘。

## 靠牆青蛙式

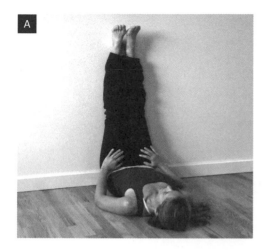

背貼地平躺,臀部盡量靠牆,並將腿直放在牆面。

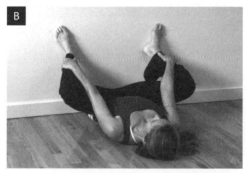

膝蓋彎,將兩個腳掌往下滑。

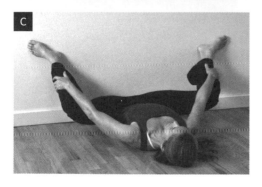

將手各放在一邊的小腿上,膝蓋打開,腳掌走到外側,直到腳掌與膝蓋同寬。

# 靠牆蜻蜓式（Dragonfly on the Wall）

此體式是蜻蜓式的替代式。針對的區塊是鼠蹊和膕繩肌。

背部躺平於地面，臀部盡量靠近牆面，雙腿直放於牆面。（圖A）

慢慢將雙腿張開並且將雙腳沿著牆面下滑。（圖B）

雙腳打越開，伸展就會越深，所以請依情況調整。

骨盆和臀部越靠近牆面，伸展就會越強烈，記得要視情況調整距離，在一開始的時候，雙腿可以不用非常筆直，當你的靈活度增加時，雙腿自然會變得更直。

切勿急躁。在練習中腿的伸展感才是最重要的，而非美觀。停留在靠牆蜻蜓式三到五分鐘。

# 靠牆蜻蜓式

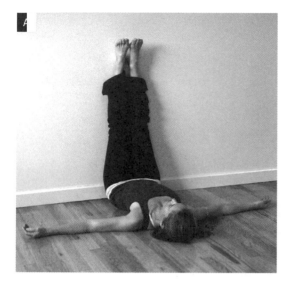

背部躺平於地面,臀部盡量靠近牆面,雙腿直放於牆面。

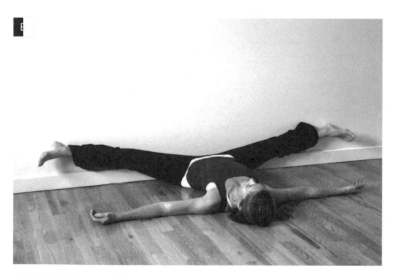

慢慢將雙腿張開,並將雙腳沿著牆面下滑。

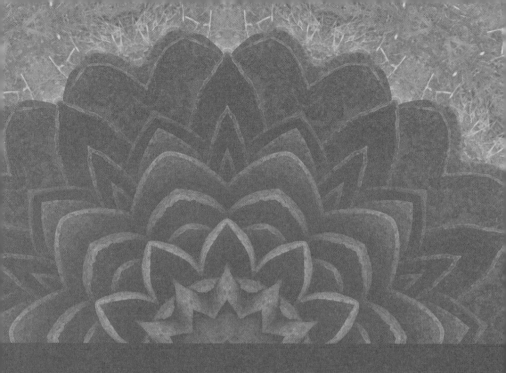

CHAPTER

6

✦

靜坐

# 陰瑜伽可作為靜坐的準備

　　陰瑜伽能作為靜坐的前導練習，讓練習者在一個坐直
的體態中，舒適地停留一段長久的時間。

　　我們能夠深入冥想的能力還是會受到阻礙，除非我們
能長時間舒服地坐著。大部分人初嘗靜坐時，很快就會被
髖部、膝蓋或下腰部的不適感影響而坐立難安。

　　中醫針灸的理論認為，這樣的不適感是氣血不通所引
起的。結締組織在這些區塊原本就很緊繃，以致於靜坐的
坐姿壓力截斷了氣血流通。

　　深入瑜伽練習將會帶來更多的靈活度，讓練習者能夠
靜坐更久，不至於因氣血阻滯的不適感而分心。

# 靜坐的益處

　　古老的瑜伽經典指出，正確靜坐能夠療癒許多疾病，在我個人的經驗中也是如此。

　　當我的學生和我一起靜坐半小時以上後，會感到脊椎有些微的調整。這些調整或是像「開椎」般的感覺，是由於脊椎某處長久累積壓力，並伴隨更廣大區塊的肌肉張力所引起的。

　　當張力來到某個點，只要些微的扭轉或是調整身體，脊柱和肋骨就會發出如同開椎的聲音，隨之而來的是美妙又舒服的釋放感。

　　瑜伽練習者靜坐夠久時，可能會發生一、兩次這樣的情況。我感覺到這些脊椎的調整，能讓氣自由流通到全身，並且會對健康造成長遠的影響。

所有人在練習靜坐前，都曾受過受傷，或是忽視脊椎問題，導致脊椎不正或是氣不通。靜坐時這些不舒服的感受都會浮上檯面。

陰瑜伽的聯繫能夠幫助減緩這些徵兆，但即便是最健康的人，也可能會在靜坐時因身體的自我調整而感到不適。

這些現象在規律的修行上是不可避免的，習慣靜坐的人有時也會感受到不適。我特別強調此點，是為了鼓勵那些覺得「簡單」靜坐很困難的人，而他們是唯一在靜坐感到不適感的人們。兩千多年前，偉大的瑜伽哲學上師巴坦加里 （Patajali）會把靜坐視為必要且必須培養的技能不是沒有道理的。

# 骨盆傾向

　　所有的坐姿都只有一個重點 —— 舒服又直挺的體態。
變形又駝背的體態會造成壓力，因而阻礙脊柱上下氣的流
動。要能坐得舒服，最重要的基礎因素就是骨盆傾向。若
骨盆正確地坐著，上半身就會跟著挺直。

　　當人坐著感到累的時候，骨盆會不自覺地後傾。因此
整個身體變得彎腰駝背，氣的流動因此縮減，再過幾分鐘
後，靜坐練習者就會想放棄。

　　當一個人過度挺直腰桿，表示他們的骨盆過度前傾。
骨盆垂直或輕微的前傾，能夠奠定舒服靜坐的體態。

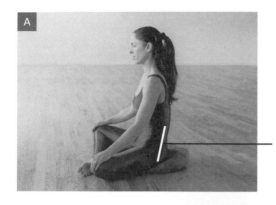

圖中的這條線顯示骨盆後傾的狀況,造成駝背而不適的體態。

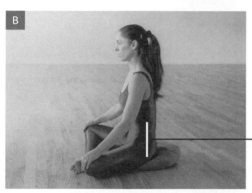

圖中的這條線顯示骨盆垂直。

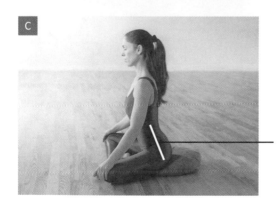

圖中的這條線顯示骨盆過度前傾。

# 至善式（Siddhasana）

　　至善式是靜坐最普遍的體式。梵文的意思是「完美的姿勢」（the perfect pose）。將一隻腳跟收起，在舒適的範圍內盡量靠近恥骨。另一腳也依序收進，可視情況交替雙腳。

　　雙手擺放的方式要讓手臂和肩膀可以自在地放鬆。你可以將手掌交疊放在大腿上或是掌心向上或向下放在膝蓋。我有時候會不對稱地將一隻手放在大腿，另一隻手放在膝蓋上。

　　至善式的重點在於髖關節應至少與膝同高，甚至高過膝蓋。倘若髖關節比膝蓋低，那麼骨盆會呈現後傾，這會讓腰椎肌肉很快疲乏，並造成不適感。

　　將髖部墊高坐在枕頭邊緣或疊好的毛毯，能幫助你舒適地靜坐。（圖 B）

# 至善式

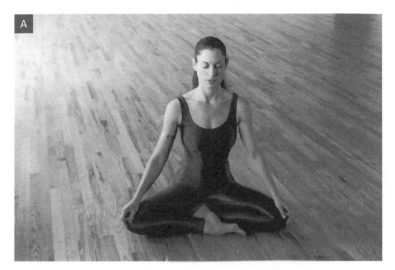

至善式的重點在於髖關節應至少與膝同高，甚至高過膝蓋。雙手擺放的方式要
讓手臂和肩膀可以自在地放鬆。

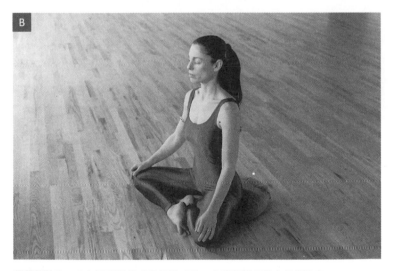

將髖部墊高，坐在枕頭邊緣或疊好的毛毯，有助於提升靜坐的舒適度。

# 日式跪姿（Seiza）

Seiza 常被稱之為「日本式的跪姿」。它很像馬鞍式（Saddle），唯一不同處在於日式跪姿膝蓋是併攏的。

臀部安坐在腳跟上，雙手交疊與大腿上（圖A）。

柔軟度佳的人有時候會坐在兩腳腳跟中間而非坐在腳跟上（圖B）。

這兩種方式若坐在一個小墊子或摺疊的毛毯上會更容易，有助於釋放膝蓋和小腿後方的壓力。（圖C）

現在許多地方均有販售日式跪姿的小椅凳或靜坐椅凳，它們的作用跟小墊子一樣。

# 日式跪姿

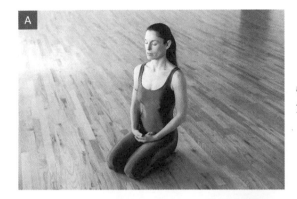

臀部安坐在腳跟上，
雙手交疊與大腿上。

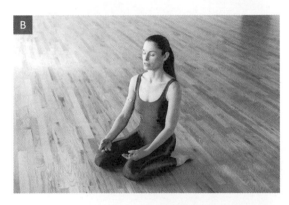

柔軟度佳的人坐在
兩腳腳跟中間。

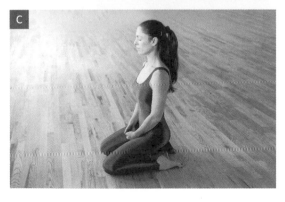

可坐在小墊子或摺
疊的毛毯上。

# 椅上靜坐

　　大部分西方人可接受的坐姿是坐在椅子的邊緣，脊椎坐高，背部不碰到椅子。這個坐姿是帕拉宏撒・尤迦南達（Paramahansa Yogananda）教給他西方學生的體式。

椅上靜坐

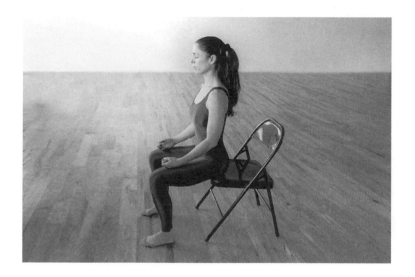

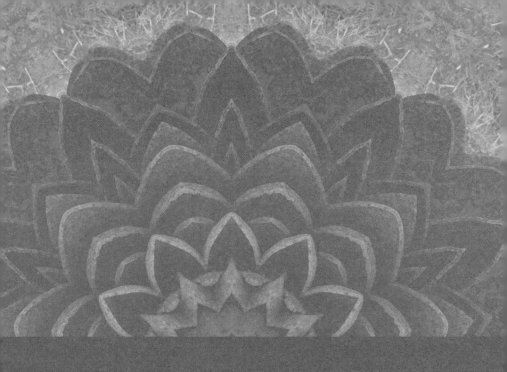

CHAPTER

7

◆

脈 輪 理 論

# 位於中脈的脈輪

瑜伽理論的三大支柱是：氣、經絡和脈輪。之前我們已經探討過氣和經絡，現在要闡述有關脈輪的理論。

脈輪是由物質體、星光體和因果體交織在腦和脊柱中相互影響的靈性中心。

這些脈輪有些很重要，其他則屬次要。有些傳統只強調五個脈輪，其他學派則專注於九個脈輪。在本書中，我們只討論七個主要的脈輪。

脈輪位於脊柱內特殊的經絡中。這條經絡稱之為中脈（sushumna）。脈輪像是珠子般在中脈上串起。

中脈據說是始於尾骨並直達頭顱前方的一個開口處，被稱之為囟門。囟門的部位很柔軟，一直到出生幾個月之後，頭顱骨頭長到密合為止。這個柔軟的開口被稱之為

陰
瑜
伽

「梵天之門」（Brahman's Gate）。梵天是萬物的創造之
神。

# 脈輪位置

　　若要試著去形容脈輪的確切位置，應該會令人感到兩難。一般共同的說法是脈輪位於脊柱中，但讀者必須注意的是，這樣的說法可以說是對，也可以說是不對。

　　所謂的「心碎」是真實的經驗，而它的確也發生在心中，但這並不是感覺真正處在的位置。脈輪在身體上有其對應的位置，但它不僅僅是物理身體的層面。

　　在你讀到所謂的「脈輪位置」時要謹記這一點。不要被物理身體的概念所限制。

　　本山博士寫到，脈輪應被形容成像是「帶有根的花」。脈輪的根位於脊柱中的中脈，而花瓣綻放於脊柱之外，深入於面積較大但不容易被明確定義的身體之內。

　　有些人對於脈輪的花瓣範圍有更多敏感的感覺，也有

些人比較立即感受到中脈。專注在你最有感的地方是最理想的，但不要忘記，我們的脈輪經驗會隨著進程加深與改變。

專注於脈輪根部和花瓣的冥想是唯一開始的方式。

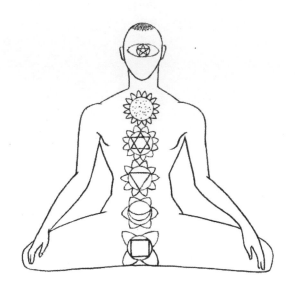

| 脈輪 Chakra | 根部 Root | 花瓣 Flower |
|---|---|---|
| 頂輪 Sahasrara | 腦部頂端 | 頭部頂端 |
| 眉心輪 Ajna | 腦部中心 | 第三眼 |
| 喉輪 Vishuddha | 頸椎第七節 | 喉嚨 |
| 心輪 Anahata | 胸椎第七節 | 心臟 |
| 臍輪 Manipura | 腰椎第二節 | 上腹部 |
| 生殖輪 Svadhisthana | 薦骨 | 下腹部 |
| 海底輪 Mulahara | 尾骨 | 骨盆底 |

# 脈輪與三體

　　三種不同存在面向的身體不斷彼此互動著。

　　由思緒組成的因果體和物質體不同，但是當一個有關愛國的演說被煽動，或是令人難以容忍的不公義社會事件發生時，對我們身體層面的衝擊是非常大的。

　　同樣的道理也應證在物質體和星光體。我們的心律、血壓、腎上腺素，甚至身體內所有的系統，都被我們的念頭和情緒影響著。藉由改變物質層面的身體也會影響星光體和因果體的層面。

　　因果體生出星光體，星光體生出物質體。但是我們過度認同物質層的身體，造成在生活裡過度向外追求而導致失衡。

　　對於這些在因果體內的廣大智慧，我們一無所知，而

在星光體中更深且更無私的情感未曾被有意識地培養。

　　瑜伽行者們，藉由學習停止氣在每個層面的流動，進而擴張自己更高領域的意識。在身體物質的層面，這意味著靜坐並緩慢呼吸。在星光體的層面，這代表控制我們對所經驗的情緒而產生的反應。在因果體的層面，則是平靜地觀察自己的念頭，而沒有過度反應或執著。

陰
瑜
伽

# 能量與意識

　　脈輪的基礎建立在能量（Shakti）與意識（Shiva）。
能量是萬物形成的能量，而意識指的是引導與連結形成背
後的意識。

　　一切的萬物在宇宙內，從原子、星星到動物、天使，
都是由意識引導協調而成的複雜能量網。

　　能量和意識的分野並非絕對，但卻顯而易見。能量必
須富有意識，否則它無法回應意識的呼喚。而意識也必須
富有能量，否則它無法影響能量工作。能量與意識最終說
來即是陰與陽，它們無法獨立存在，是一體的兩面，也是
無法被形容的絕對實相。

188

# 物質身體層的能量與意識

　　能量提供給一個人類成熟的卵子所需上兆的細胞，但若沒有意識引導進程，那麼這些細胞就僅僅是細胞體而已。能量才能讓我們的細胞繁殖和成長。而意識協調了這成長，以成就我們美好複雜又優雅的身體。

　　當身體成長的能量變得不那麼活躍時，便會沉睡於脊柱底端的脈輪。大部分的能量處於冬眠的狀態，但是有部分能量會以在經絡中循環的氣體現。

　　當身體以我們各種不同的因果業報形成後，廣闊的意識就不再參與其中，只留下我們對身體的覺察和深層面向內一點微弱的覺知。

# 身體層面的脈輪淨化

脈輪深藏著我們過往的欲望和習氣。

脈輪的功能,是將渴望顯化在意識,好讓我們透過行動或實踐來滿足它。瑜伽理論是:倘若我們沒有未竟之業,並且能剷除之前的習氣,我們就能從三種層面的身體得到解脫。

脈輪淨化就是對深藏在脈輪中的因果種子變得覺知並能消弭它。透過脈輪冥想,我們將覺知到因果種子。

一開始,我們的冥想專注於物質層面的脈輪位置,但當冥想深化後,脈輪內情緒和因果的內容也會在意識中顯露出來。

在身體物質層面,脈輪淨化會隨著靜坐和有意識的呼吸而發生。氣的消耗是因為身體不斷地以無意識的方式移

動和不規律的呼吸。

　　安靜不動地靜坐並減低呼吸的頻率，將釋放大量身體
物質的氣，並由脈輪將其蛻變成星光體和因果體的能量。
這會讓瑜伽練習者有意識地探索和培養該層面的覺知。

# 星光體層面的脈輪淨化

　　當瑜伽練習者的靜坐深化後，會開始經驗到那些在星光體層面中，每個脈輪中的念頭、回憶和情緒。

　　一般來說，占據意識層的活動被稱為「心智活動」（Vritti）。心智活動像是漩渦，內容就是念頭、回憶和情緒。瑜伽練習者練習脈輪冥想後，通常會開始覺知到之前不自覺的回憶和情緒。

　　一開始，他所經驗的心智活動會是日常的擔憂或人際關係，但當練習深化後，這些經驗會變得更強烈，並且會經驗到那些對其性格有重大影響事件中的強烈情緒。

　　重訪這些心智活動是令人震驚和謙卑的。

　　這些經驗範疇有可能從早期孩童時代的事件，到被愛人拒絕或是被解雇的經驗。這些包含了赤裸的欲望、說謊

的羞愧、懦弱、不知感恩、深受傷害，或是被不公義地對
待。

　　雖然不常覺知到它們，這些被壓抑的心智活動將會
持續地影響當事人的行為，直到它們被有意識地面對和消
弭。

# 不執著

　　當心智活動昇起時，瑜伽練習者應不執著地去檢視它。

　　應讓這些心智活動流經自己，而非緊抓不放、放大或否認它。每當能客觀地檢視這些心智活動，就會削弱它們在情緒上的影響。

　　對這些心智活動不再有強烈反應後，它們反而會變成力量和智慧的來源。那麼當事人將不再無意識地被迫重複這些行為，或讓過去未和解的一切成為災難。他將會真正對他人慈悲與理解，甚至是那些對他有負面影響的人們。

　　當然不是所有的心智活動都令人感到痛心。有些回憶和衝動也可能是力量和安適的來源，當練習者經驗這些心智活動後，就應放開它們，回到冥想中專注。

也有可能瑜伽練習者所經驗的心智活動，不來自於他所專注冥想的脈輪。心智活動有可能在於當下較為活躍的脈輪。每當心智活動發生時，瑜伽練習者應客觀地檢視它，然後放開它們，或是跟隨心智活動到其發生的源頭。

# 因果體層面的脈輪淨化

當靈性深度開展後，心智活動將會反映出我們在因果體的信念和想法，那些如此貼近自身而我們不曾懷疑或自問的信念。

相較於物質身體，我們更執著的是信念。

人們願意為信念而死，或為信念大開殺戮。以某些情況而言，為信念而死是高貴的；但以其他情況而言，執著於因果想法也可能招致我們犯下謀殺等罪行。

因果體中的信念和想法不應被各種現實中的知識混淆。即便最無知的人也有信念和見解來引導他們的生活，而他們也對那些早已不適用的想法緊抓不放。瑜伽練習者應當不執著地檢視昇起的心智活動。這會讓他不再被迫放棄自己的信念，並讓他能夠有能力去修正、拒絕或保有這些信念。

# 洞察力、態度與自我認同

因果世界即是智慧與洞見的世界，同時也是癡迷與愚行的世界。因果的洞察力自然會迫使我們重新檢視曾深信不疑的種種。

剎那的洞見，就像是某人一直欺騙著我們，但我們霎時間有如醍醐灌頂，注意到之前許多未曾被注意的暗示與線索，一切忽然變得如此明顯又清楚。

在我們私人生活中，直覺固然重要，但它畢竟是以小我為中心。

藝術與靈性直覺是因果體更高層的原始狀態，也是世界的禮物。這些直覺也顯示著靈性進程。

很矛盾的是：對小我失去興趣，伴隨而來的是更深的滿足。愛因斯坦曾說，發現進化論在他一生中是最偉大也

最滿足的事件之一。

在因果體的心智活動被稱之為「信念」和「想法」，但這並不足以闡明其中的細微差異。

態度的因果原始狀態就是悲觀與樂觀，但更深遠的是我們的自我認同，例如我們自認自己是男人或女人，或「我們即是一具身體」這樣的認同。本山博博士曾說：當心智活動是從因果原始狀態來牽動瑜伽練習者的覺知時，那麼他的練習已來到深化之處。

# 心智活動與心理印記

長久被壓抑的心智活動被稱為心理印記（Vasana）。心理印記已冬眠多年或好幾世，但當它變得活躍後，會比現有的心智活動還要強烈。

本山博博士將心理印記譬喻為一個被壓在水底的氣球堆。被壓在越底端的氣球，回彈到水面的方式會越猛爆。

被掩蓋的表層是我們日常工作和人際關係的心智活動。當我們消弭它後，下一層的心智活動就會浮現到表層。

心智活動並非永不間斷的心流，當我們消弭它後，會經驗到片刻令人身心舒爽的寧靜。但當我們又被下個浮上心頭的心理印記淹沒時，它會比表層的心智活動更強而有力地影響著我們。

陰
瑜
伽

　　最常見的強烈心理印記的例子就是中年危機。每個我
們所做的重要決定，迫使我們將其他選項擱置一旁。

　　我們的友情、學習、伴侶，所選擇的職業，這些要求
使我們將其他選擇放在一旁。

　　但到中年時，許多日常久被占據的心智活動，開始失
去了力量。此時就是長久被壓抑的心理印記浮現於表面的
時候。

　　我們真的選對職業了嗎？我們真的嫁／娶對的人了
嗎？我們如果當年真正追尋那些內在的渴望，現在就會感
到更滿足嗎？這些充滿情緒的心智活動開始像鬼魅般縈繞
著我們。

# 脈輪冥想的危險性

　　心理印記是非理性的，但卻非常強大。它能引誘聰
穎成功的人士開始一段婚外情，離開現有的工作，拋棄家
庭，甚或悖離現有的靈性練習。

　　數年後，他們會領悟到，當初在自己和他人身上所造
成的痛苦和傷害是不必要的，其實有更好的方式來度過中
年危機。

　　然而心理印記以一種像是青少年般衝動的能量浮出表
面。要能抵擋這種深藏已久的欲望並非易事。

　　脈輪冥想會加速我們成熟的過程，並帶領我們穿越中
年危機。

　　然而這就是脈輪冥想的危險性：心理印記讓我們以為
它代表著真實的自己、真實的渴望，並以為滿足這些渴望

會為我們帶來終極的快樂。

但若我們平靜地檢視這些心理印記，最後會得到因果層面的洞察力，這些欲望跟我們之前的欲望沒什麼兩樣。

這些因果層面的洞察力將會慢慢吸收在星光體層面充滿情緒的心理印記，然後會漸漸消失。這些被吸收的能量轉變成一種深層的知足與累續的智慧。

我們必須願意客觀地檢視自己的信念與感受，而不被它們制約。每個崇高或令人振奮的想法和感受，都能輕易地被客觀檢視。

以客觀的方式來檢視對太太的愛，並不會讓愛減少或消失，反而會將殘存的自私淨化。

審視對摯愛的感情，被稱之為「奉愛瑜伽」（Bhakti Yoga）；對於靈性教導的真實內省被稱之為「智慧瑜伽」（Jnana Yoga）。

# 瑜伽總論

　　在此討論了許多擺脫執著和消弭心理印記的方法，看起來似乎瑜伽會將我們帶往一個索然荒涼的境地。然而這樣的看法是見樹不見林。

　　每當我們解開慣性思考與情緒，並且破除執著後，伴隨而來的收穫就是力量、更深刻地知足、更偉大的實現和更深的智慧。

　　瑜伽本來就不鼓勵我們對生命淺嘗即止。

　　在此再度強調本書先前大綱中所提及的瑜伽目的。

　　遠古時代的瑜伽行者深信人類生命的體現有三個層次：思想和信念的因果體，情緒和欲望的星光體，還有實質物質所組成的身體。

我們三個層次的身體，彼此透過在脊椎和大腦的脈輪中心，相互交織並影響著彼此。

熟稔靈性的智者們斷言：我們的意識並非只限於這三個層次；它還能超越這些層次，並感受宇宙萬物合一，如此合一的滿足感，超越了一切有限的存在。

這些具有系統性，能幫助我們從身體將意識解開的方法，稱之為瑜伽科學。

脈輪冥想幫助我們覺知到情緒執著和心智上的誤解。若我們能有耐心地解開這些結，那麼我們的能量和意識就能從三個層面的身體解脫，並觸及我們未曾想像的智慧與喜悅的國度。

CHAPTER

8

用鎖印練習來喚醒意識

# 意識與氣

　　氣持續在我們的經脈中循環，但大部分潛藏的意識都
沉睡於脊柱底端的第一脈輪。

　　氣與意識之間的關係，就好似燃燒中蠟燭的固態蠟與
蠟液。在身體中現存循環的氣，就像是燭芯中被燃燒的蠟
液。固態蠟就像是儲備的沉睡意識能量。

　　傳統上來說意識是沉睡的。但有時在新的或強大的事
件發生時，沉睡的意識會因此甦醒，並為我們注入能量。
性愛的高潮、新生的胎兒和青春期的不可思議的轉變，這
些都是比氣更偉大的體現，它們是部分意識被喚醒的展
現。

　　在譚崔瑜伽中，意識的神聖力量是極其重要的。練
習瑜伽體位法和呼吸法能協調在經絡中流通的氣，但若要
打通脈輪需要比氣更重要的 —— 它需要更強大且精微的能

量。

　　意識必須被喚醒並將其能量加諸在我們的努力之上。
將氣專注於脈輪後，意識會被我們喚醒，專注於鎖印也能
達成喚醒意識。

# 鎖印練習大綱

　　某些特定肌肉收縮會刺激脈輪四周氣的流動。這樣的收縮被稱為鎖印（Bandha），意味著收束與凝聚。

　　鎖印練習結合了溫和的肌肉收縮、深層呼吸和止息（breath retention）。這樣的練習通常會在靜心冥想前發生，但若瑜伽練習者在靜心冥想中發現自己不夠專注，也可以用鎖印練習來刷新注意力，再次回到專注。鎖印練習在身體中聚攏更多的氣，並將它集中於脈輪附近的區域以喚醒意識。

　　脈輪練習會因呼吸變得更深長而緩慢，使我們隱約感到疲累。鎖印練習將更多的氣攏聚在中脈，這會讓瑜伽練習者能夠舒適地長時間專注於練習中。以相同的模式持續運氣，會慢慢地磁化中脈。若鎖印練習持續很長一段時間，磁化的中脈甚至會在鎖印練習結束後，持續注入強大流動的氣。

鎖印練習始於溫和吐氣時將肌肉收縮，並同時在專注
於脈輪四週的區塊。而吸氣是由釋放鎖印而啟動的。

　　鎖印練習是陽剛的練習，不過度用力收束鎖印是很重
要的。肌肉的收縮應當是溫和地。鎖印練習就像是彈奏樂
器——關鍵在於韻律和控制，而非速度和使力。常用的吐
氣：吸氣：止息的呼吸比例，如：

　　4：4：8 或
　　4：4：12 或
　　4：4：16 或
　　8：8：8 或
　　8：8：16

　　這些數字只是參考用，在呼吸的時候不用真的去數。
重要的是要找到吐氣：吸氣：止息能夠舒服地持續做幾分
鐘的比例。不要將喉嚨（聲門）在止息時關閉。聲門保持
開啟，能幫助瑜伽練習者在止息中仍保有如同仍在吸氣時
的努力。這會使能量在即便肺部沒有呼吸時持續地流入脈
輪中。

# 海底輪鎖印

在瑜伽文獻中，這被稱之為根鎖（Mula Bandha）。
海底輪之花即是骨盆底，這個區塊環繞並支持肛門和生殖
器的四周。當吐氣時，收縮骨盆底並專注在海底輪暫停片
刻。然後釋放掉鎖印，並將吸氣引導至此。保持喉嚨鬆
開並且在覺得舒適的前提下止息。在吐氣時慢慢收縮骨盆
底。專注於海底輪並暫停片刻後，開始下一個循環。持續
以此方式練習七、十四或二十一個回合。

在吐氣時，收縮海底輪鎖並觀想能量（shiva）與意識
（shakti）聚合在海底輪。當吸氣時，觀想能量通過中脈從
頭頂傳送至脊椎底部的海底輪並在此與意識聚合。在止息
時，觀想能量與意識的連結。

骨盆底的肌肉有很多層，確切應啟動哪塊肌肉是因人
而異的。對男性而言，可能要收縮的肌肉是肛門、會陰，
或兩者同時啟動。對女性而言，可能要收縮的肌肉是肛

門，陰道或兩者同時啟動。

去練習哪種肌肉啟動最有效，會在骨盆底創造張力，並培養對海底輪的覺知。

海底輪的主要心理印記是渴望活在外在物質的世界。此力量亦存在於其他所有心理印記的底層，這也是脈輪需要被喚醒的原因。

它是透過對外在物質的認同來顯化，例如我們的身體、外在擁有的物質和名譽。

要幫助消弭並轉化這些心理印記，瑜伽練習者必須習慣去思忖無可避免的死亡。

當海底輪被喚醒後，覺醒的意識將賦予當事人力量，檢視深埋在其他脈輪中的心理印記。

# 生殖輪鎖印

　　在瑜伽文獻中這練習被稱之為雷電（Vajroli）。生殖輪之花在下腹部，這個區塊介於肚臍和恥骨之間。

　　當吐氣時，收縮下腹部並專注在生殖輪暫停片刻。然後釋放掉鎖印，並將吸氣引導至此。

　　收縮海底輪鎖保持喉嚨鬆開，並且在覺得舒適的前提下止息。放掉海底輪鎖，然後收縮下腹部並同時慢慢吐氣。專注於生殖輪並暫停片刻後，開始下一個循環。持續以此方式練習七、十四或二十一個回合。

　　在吐氣時，收縮並觀想能量與意識聚合在生殖輪。當吸氣時，觀想能量通過中脈傳送進入生殖輪。在止息時，收縮海底輪鎖，並觀想能量在中脈昇起並在生殖輪與意識的連結。

生殖輪的心理印記與無意識的性衝動、憤怒和恐懼相關。通常體現的方式是對日常的刺激反應過度,或是透過祕密或無理的行為展現。

要幫助消弭並轉化這些心理印記,瑜伽練習者必須檢視自己的日常行為是否與生活目標一致。

生殖輪能藉由對自己誠實和陪伴自己而淨化。隨著生殖輪被喚醒,瑜伽練習者便不再由身體來定義自己。這會幫助他克服恐懼並增加身體的強健。

在中國、韓國和日本的道家和禪的冥想傳統中,專注在丹田是至高重要的。丹田這區塊包含了海底輪和生殖輪。

本山博博士鄭重建議練習者將主要冥想時間專注於生殖輪。意識沉睡於海底輪,但當其醒覺後,便會進入生殖輪。若生殖輪未被喚醒,氣就無法蛻變成星光體和因果體的能量。

# 太陽神經叢輪鎖印

在瑜伽文獻中，這練習被稱之為飛天（Uddiyana）。太陽神經叢輪之花在上腹部，這個區塊介於肚臍和胸骨之間。

當吐氣時，收縮上腹部並專注在太陽神經叢輪暫停片刻，然後釋放掉鎖印，並將吸氣引導至此。

收縮海底輪鎖保持喉嚨鬆開，並且在覺得舒適的前提下止息。放掉海底輪鎖，然後收縮上腹部並同時慢慢吐氣。專注於太陽神經叢輪並暫停片刻後，開始下一個循環。持續以此方式練習七、十四或二十一個回合。

在吐氣時，收縮並觀想能量與意識聚合在生殖輪。

當吸氣時，觀想能量通過中脈傳送進入太陽神經叢輪。

在止息時,收縮海底輪鎖,並觀想能量在中脈昇起並在太陽神經叢輪與意識的連結。

太陽神經叢輪的心理印記與貪欲和憂慮相關。要幫助消弭並轉化這些心理印記,瑜伽練習者必須能將批判思考放在一旁,並慈悲地傾聽他人。

生殖輪能藉由對自己誠實和陪伴自己而淨化。隨著生殖輪被喚醒後,瑜伽練習者便不再由身體來定義自己。這會幫助他克服恐懼,並增加身體的強健。

當超越個人好惡之後,太陽神經叢輪便會被喚醒,便能明察秋毫地去感受他人的情緒和意圖。就內在而言,練習者能培養出耐心和耐受力,並能將身體靜止一段很長的時間。

# 心輪鎖印

在瑜伽文獻中，這練習被稱之為勝利（Ujjayi）。心輪之花在胸腔，這個區塊介於肚臍和胸骨之間。

當吐氣時，輕輕收縮聲門，好讓呼吸時，喉嚨深處會發出輕微的嘶嘶聲。

吐氣，讓聲門半開半閉，在喉嚨深處柔和地發出相似的嘶嘶聲。收縮海底輪鎖，保持喉嚨鬆開，並且在覺得舒適的前提下止息。

慢慢以勝利式呼吸吐氣。專注於心輪並暫停片刻後，開始下一個循環。持續以此方式練習七、十四或二十一個回合。

在吐氣時，收縮並觀想能量與意識聚合在心輪。當吸氣時，觀想能量通過中脈傳送進入心輪。

在止息時，收縮海底輪鎖，並觀想能量在中脈昇起並在心輪與意識的連結。

　　以聲門半開半閉的方式呼吸，並在喉嚨深處發出柔和的嘶嘶聲。它不需要很大聲或能被聽到，但在初學時，學習在喉嚨深處發出柔和的嘶嘶聲是比較容易學習的方式。

　　記得要完整地吸氣讓胸腔肋骨擴張。

　　心輪的心理印記與侵略性和責任感相關。要幫助消弭並轉化這些心理印記，瑜伽練習者必須規律地練習感恩與知足。

　　心輪能吸收他人的氣，也是一個人能控制和發射自己氣的脈輪。隨著心輪被喚醒，瑜伽練習者能培養出與療癒性的觸動，通常透過雙手觸碰來體現，但也能透過聲音。

　　練習者也將能有效地將氣送到脊柱，讓心和呼吸安靜下來。在心輪處，瑜伽練習者能尋得一處寧靜之地，這是外在世界不停歇的感官刺激和吵雜所無法觸及的境地。

# 喉輪鎖印

在瑜伽文獻中，這練習稱之為喉鎖（Jalandhara）。當吐氣時，用如同心輪練習的勝利式呼吸方式，完整地吸氣。

將聲門關起，收縮海底輪鎖印，並且在覺得舒適的前提下止息。然後釋放掉海底輪鎖印，並慢慢用勝利式呼吸來吐氣。

專注在喉輪並暫停片刻，然後開始下一個回合。

持續以此方式練習七、十四或二十一個回合。在吐氣時，收縮並觀想能量與意識聚合在喉輪。當吸氣時，觀想陽性意識力通過中脈傳送進入喉輪。

止息時，關閉聲門，收縮海底輪鎖印，並觀想陽性意識力在中脈昇起並在喉輪與陰性創造力結合。

記得要完整地吸氣並允許胸腔與肋骨擴張。

在止息時，放鬆腹部與肋籠以幫助在聲門關閉時，能在體內升起一股溫和的壓力感。這是唯一個在止息練習中將聲門關閉的鎖印。

喉輪的心理印記與自尊和哀慟相關。

要幫助消除並轉化這些心理印記，瑜伽練習者要能在萬物中看見生命的美，並將一切視為過客。

隨著喉輪被喚醒後，瑜伽練習者能專注在一個對象或物件上很長久的時間，記憶也會改善。當面臨問題時，亦能很快地辨別擔憂的必要性。

# 眉心輪鎖印

眉心輪鎖印與其他五個脈輪的鎖印不同，因為此處將陽性意識力與陰性創造力在海底輪與眉心輪之間循環。

這兩個脈輪有著特殊的相互關係，當一個脈輪被激發時，另一個也會跟著被激發。

若海底輪是能量在身體裡的家，那麼眉心輪即是意識在身體的家。持續在這兩極中循環整體能量將磁化整個中脈，並且促進所有已被喚醒脈輪的平衡。

眉心輪的根在大腦中部，其花瓣在大腦前方。

眉心輪鎖印在上腹部的收縮與太陽神經叢輪鎖印的方式相同，但是用於吸氣時，而非吐氣時。這會在肋籠創造出些微的上提，而這是在太陽神經叢輪鎖印練習中所沒有的。

在上腹部的收縮幅度並不是很大,其意圖是要在上腹部自然空張時給予一些阻力。

前五個脈輪的鎖印都專注於將陽性意識力在吸氣時下降。眉心輪鎖印專注於在吸氣時將陰性創造力揚昇。當然其最終目標是要連結所有脈輪的整體能量。

專注於海底輪的吐氣來開始練習。然後吸氣時,慢慢地收縮上腹部,然後想像將陰性創造力帶到眉心輪。

止息並保持喉嚨鬆開,並在覺得舒適的前提下,想像陽性意識力與意識在眉心輪中結合。

然後吐氣時,放鬆上腹部,並想像能量與陰性創造力結合後的整體能量從中脈下降至海底輪。

在此專注於海底輪並暫停片刻後,開始下個循環。持續以此方式練習七、十四或二十一個回合。

眉心輪是智慧的中心,它能正確地解讀我們的心理印

記，並使我們看清幻象、執著與誤解。

　　這也是瑜伽練習者用來與高我靈性力量連結之處，若此脈輪未被喚醒，那他會面臨的危險是：被前五個脈輪中仍然活躍的心理印記所襲捲。

　　要幫助喚醒眉心輪，瑜伽練習者要在一天之中停下數次，來聆聽眉心輪的音流（Nada）。

# 眉心輪鎖印在各個傳承的變化

　　眉心輪鎖印的各種變化練習,是譚崔和道家冥想中最
重要的練習之一。有個稱之為《黃金之花的祕密》的道家
傳統的文獻中,宣稱瑜伽練習者只需要這個練習即足矣。

　　帕拉宏撒•尤迦南達(Paramahansa Yogananda,1893-
1952),這位二十世紀的瑜伽行者,也有同樣的見解,在
他的著作中所強調的眉心輪鎖印練習被稱為「克利亞瑜
伽」(Kriya yoga)。

　　道家的眉心輪鎖印被稱為「性光修煉」。在道家的練
習中,能量循環的路徑不像一般形容的在中脈上,而是像
個軌道從背開始往上循環,再從身體正面往下走。

　　在我的經驗中所體驗到的是整體能量在中脈流動,也
從身體背後循環到身前。

我相信在身體表層上能感覺到的就是氣,而在中脈裡感受到的整體能量,則是陰性創造力和陽性意識力的發生。

我也相信這兩種能量影響著彼此。能量從身體背後循環到身前,影響著在中脈的能量,就像是電流在鐵柱旁流動會產生磁力一樣。

# 性光修煉

　　這個練習方式的眉心輪鎖印將能量從背後循環到身前。此練習在吸氣的階段同時用到海底輪鎖印和太陽神經叢輪鎖印，以海底輪鎖印開始吸氣，在太陽神經叢輪鎖印到達吸氣頂端。

　　以吐氣開始，並將眉心輪的能量從身前帶往生殖輪。

　　暫停片刻，並收縮海底輪鎖印。

　　然後放掉海底輪鎖印來開始吸氣。保持輕收太陽神經叢輪鎖印並持續吸氣，這有助將能量帶往眉心輪。

　　保持喉嚨鬆開，在覺得舒適的前提下止息並專注於眉心輪。吐氣後開始下一回合。在吸氣時，能量會從太陽神經叢輪先下降至海底輪，隨後從身體背後回到眉心輪。

# 逆向呼吸

這個練習方式的眉心輪鎖印將能量從身前往上帶從背後往下帶。吐氣時，將眉心輪能量從背後往下帶到海底輪。

暫停片刻，隨後以太陽神經叢輪鎖印吸氣，保持喉嚨鬆開，在覺得舒適的前提下止息，然後在吐氣時將能量從背後往下帶到海底輪。

# 頂輪鎖印

　　頂輪鎖印在所有鎖印中是獨特的。因為它試圖將陰性
創造力從中脈往上帶出身體。頂輪鎖印能淨化中脈,特別
是在靜坐冥想後。

　　努力專注於冥想後,有時在頭部停滯氣而導致悶
痛或壓力的不適感。頂輪鎖印在頭頂打開「梵天之門」
(Brahman's Gate)並讓過多的氣從此處自然釋放。

　　「梵天之門」位在頭頂的囟門,但它既非頂輪之花的
根,也非花瓣。頂輪之花的根部位於大腦頂端,頂輪之花
的花瓣經由想像位於頭頂上的空間。頭頂的囟門是能量通
過的門戶,但卻非頂輪的所在之處。

　　頂輪鎖印在上腹部收縮與太陽神經叢輪相同,但是鎖
印是在吸氣時啟動,而非吐氣時。

這會在肋籠創造出些微的上提的動作，而這是在太陽神經叢輪鎖印練習中所沒有的。

在上腹部的收縮幅度並不是很大，其意圖是要在上腹部自然空張時給予一些阻力。

前五個脈輪的鎖印專注於陽性意識力，在吐氣時下降。頂輪鎖印則專注於陰性創造力，在吸氣時上升。用專注於海底輪的吐氣來開始練習。然後吸氣時，慢慢地收縮上腹部，然後想像將陰性創造力從中脈往上帶出你的頭頂。

止息並保持喉嚨鬆開，並在覺得舒適的前提下，想像陽性意識力 (Shiva) 與陰性創造力在頭頂上方的空間結合。

然後吐氣時，放鬆上腹部，並想像陽性意識力與陰性創造力結合後的整體能量從中脈下降至海底輪。專注於海底輪並暫停片刻後，開始下個循環。

持續以此方式練習七、十四或二十一個回合。

有些瑜伽行者會觀想將陰性創造力往上昇至頭頂約一
至二英呎（三十～六十公分）處。其他人則觀想它上昇至
很遠的地方。

　　透過多練習觀想，發現何種觀想方式最能翻攪起你陽
性意識力和陰性創造力的流動。

　　信念會決定我們如何評斷生命中發生的事件。我們如
何評斷生命中所發生的事件，則決定我們的應對方式，而
這些反應決定了生活中愉悅或痛苦的經驗，也決定了對於
這些事件和未來的心理印記。

　　最強大也最受限的信念就是我們的身體是存在的基
礎，而它影響著生命所有的看法。直到我們有了有意識的
體驗到超越身體經驗，這樣的信念是無法被改變的。

　　頂輪是瑜伽練習者必須帶著覺知超越身體經驗的門
戶。要喚醒頂輪，練習者必須觀想自己從梵天之門昇出，
並試著去感受自己的身體在意識內，而非意識在身體內。

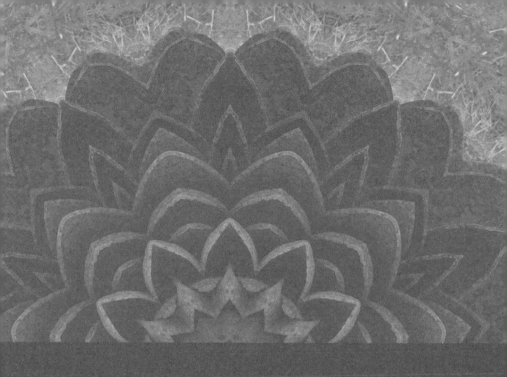

CHAPTER

9

✦

生 命 能 量 呼 吸 法 練 習

# 以陽剛持咒呼吸練習來替代鎖印練習

　　有些瑜伽練習者不喜歡鎖印練習所需的方式，雖然那些練習方式是溫和的。也有些瑜伽練習者覺得，去觀想陽性意識力與陰性創造力的能量動態令人感到分心，尤其是對初學者而言。這些練習者可能偏好用溫和的持咒呼吸練習來專注心智，將氣匯集至脈輪。

　　印度的瑜伽行者告訴我們：吸氣時的振頻與「so」的發音振頻很相似，而吐氣時的振頻與「ham」的發音振頻很相似。

　　「so」與「toe」和「ham」押韻，也與「thumb」押韻。將這些音節綜合後就成為「我是祂」（soham）的持咒。持咒呼吸練習用持咒配合呼吸去延長並加深呼吸，以致更多氣能夠匯集至脈輪。持咒呼吸練習的方法如下：

1. 專注在一個脈輪上，吸氣時內心默念「so」。

2. 將 so 的音延長至與吸氣長度相同，持續約四到八秒。喉
   嚨放鬆並在舒適的狀態下止息。
3. 吐氣時內心默念「ham」，將 ham 的音延長至與吐氣長
   度相同，持續約四到八秒。
4. 重複四、七，或二十一個回合。

　　萬物皆有陰陽，陽剛持咒呼吸練習也不例外。陽剛
持咒呼吸練習也可以吸氣時內心默念「ham」，吐氣時內
心默念「so」。「ham」與「thumb」押韻，「sa」也與
「saw」押韻。

　　這個持咒即是「祂是我」（Hamsa）的持咒，也就是
「我是祂」（soham）陽剛面。此練習如下：

1. 專注在一個脈輪上，吸氣時內心默念「ham」。
2. 將其音延長至與吸氣長度相同，持續約四到八秒。
3. 喉嚨放鬆並在舒適的狀態下止息。然後在吐氣時內心默
   念「sa」，將其音延長至與吐氣長度相同這會持續約四
   到八秒。
4. 重複四、七，或二十一個回合。

用 Soham 的持咒，來幫助氣與能量降至脊柱底端。

Hamsa 的持咒來幫助氣與 Shakti 上升到脊柱。瑜伽練習者必須經由嘗試後來決定哪個持咒方式在脈輪上是最有效的。

我習慣用 Soham 的持咒去觀想偏底端三個的脈輪，用 Hamsa 的持咒專注於較上面的四個脈輪。

# 在三個層面呼吸

　　脈輪淨化，首要是藉由靜坐與減少呼吸韻律來保存身體層的氣。但三個層面的身體彼此互相滲透，因此呼吸不僅只是作用在身體層面。

　　瑜伽教導我們思緒、情緒與呼吸，三者緊密地結合在一起。若我們的呼吸短淺又不均，它反映出的是心智的情緒或紛擾，反之，若呼吸緩慢且精微，則反映出心智的專注與平靜。

　　若我們能讓身體層的呼吸平緩下來，就能進而讓星光體與因果體的能量也平靜專注。

# 自然呼吸的三個階段

在自然呼吸中，有三個階段：吸氣、吐氣，與中立（neutral）狀態。你能輕易地透過和緩自己的呼吸幾分鐘，進而察覺到這三個階段。用一種陰柔的自然主義態度來觀察。切勿更改你的呼吸方式，純然地觀察即可。

第一個階段是自發性的吸氣，腹部或肋骨會由自律神經系統所控制而溫和地擴張。吸氣之後，幾乎緊接著就是被動吐氣的發生。

吐氣被視為被動，是因為吐氣並不需要肌肉用力，而是肋骨與腹部的彈性在其復原到中立階段時，溫和地將氣吐出肺部。

在中立階段不會有種要吸或吐的迫切感。這個階段會持續幾秒鐘，端看你平靜的程度來決定。

陰瑜伽

　　在中立階段後，下個吸氣將開始另一個循環週期。這
些發生都沒有意識介入。

# 陰柔持咒呼吸練習

　　陰柔持咒呼吸練習的目的，是要能不費力地延長呼吸
的中立階段。這與陽剛持咒呼吸練習非常不同，其目的是
要在吸氣之後延長止息。

　　陰柔持咒呼吸練習，使用同 Soham 或 Hamsa 的持咒，
但方式有所不同。陰柔持咒呼吸練習方式如下：

1. 意念專注於一個脈輪，然後等待吸氣自然地發生；
2. 當吸氣自然發生時，內心默念 So，當吐氣自然發生時，
內心默念 Ham。

　　這些持咒只短暫默念一次，而非像在陽剛持咒呼吸練
習時要延長音節。吸氣與吐氣，會慢慢變得短淺，而中立
階段將會越來越延長。

　　切勿屏息或抗拒吸氣，只需持續專注於脈輪，並沉浸

在沒有呼吸的狀態下。

萬物皆有陰陽，陰柔持咒呼吸練習也不例外。陰柔持咒呼吸練習也可以用相同的方式來呼吸，但將 Soham 換成 Hamsa。

與 Soham 呼吸方式相同，但瑜伽練習者吸氣時內心改成默念 Ham，吐氣時在內心默念 So。

Soham 與 Hamsa 的用法交替在脈輪上，感覺起來就像是心跳的舒張與收縮。每次持咒都會在吸氣時感受到強大的力量。

吸氣時默念「So」，在脈輪四週會有擴張感；吐氣時默念「So」，在脈輪四週會有收縮感。

多嘗試這兩種不同練習方式，熟悉一下兩者的感覺。這是唯一能有智慧地去選擇哪個持咒較適合當下的方法。

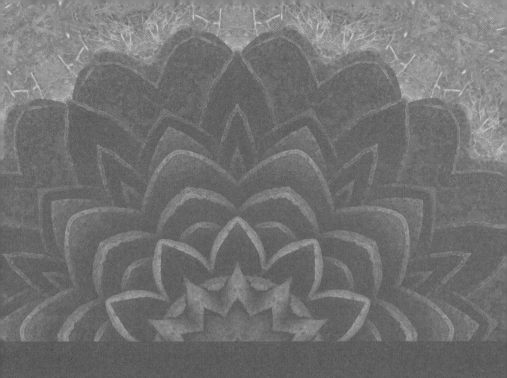

CHAPTER

# 10

✦

冥 想 靜 心

# 聆聽音流

　　運用控制氣的小技巧，可將所有的階段在瑜伽練習中
串在一起。從瑜伽的體式鍛鍊和靜坐開始，瑜伽演進化成
鎖印中溫和的肌肉啟動，然後進化至更精微的陽剛持咒練
習，然後再進化至更精微的陰柔持咒練習。下個階段的練
習是超越呼吸的，那就是聆聽內在的聲音，被稱之為音流
（Nada）。

　　藉由聆聽即能讓呼吸與心智安靜下來。

　　試試看這個練習：暫停片刻，專注在房間裡安靜且近
乎聽不到任何聲音的狀態，或是房間外低沉的聲響。

　　當你聆聽時，會無意識地暫停呼吸。聲音越微小，呼
吸就變得越安靜。

　　瑜伽行者，將相同的原則運用到最微小的程度，並讓

學生練習只能專注在他們內在被聆聽到的聲音,這些聲音
是由脈輪的振動所發出。這些聲音被稱為音流。用下述的
方式來學習聆聽音流:

1. 將三個中間的手指放在太陽穴上,並將小手指輕放在閉
   上雙眼的外圍。這會抑制眼球移動並幫助寧靜地專注。
2. 現在用大姆指將耳屏關上。(耳屏是位在耳道外一小片
   軟骨)。
3. 現在聆聽從耳內升起的聲音。

　　右耳據說較為敏感,但在此練習上聆聽哪個耳朵並不
重要,只需聆聽內在音流。

　　當你以聆聽音流作為冥想靜坐的練習時,並不一定要
用手來關閉耳屏。隨著對練習熟稔,你能在任何一個安靜
的地方專注地覺知。

# 脈輪的音流

　　每個脈輪都有特定的音流（如下表）。在我的經驗
中，每個脈輪都有特定範圍內的音流，但脈輪間音流的不
同是可被標識的。請記得這些傳統上形容的音流，與實際
的脈輪音流只是略微近似，並非絕對相同。瑜伽練習者在
練習中實際聽到了什麼，是很難被形容的，但這些大略的
近似音能幫助練習者解碼自己聽到的聲音。

| 脈輪 | 音流的相似音 |
| --- | --- |
| 頂輪 | Om |
| 眉心輪 | Om |
| 喉輪 | 海浪聲 |
| 心輪 | 低沉鐘聲 |
| 太陽神經叢輪 | 豎琴聲 |
| 生殖輪 | 笛聲 |
| 海底輪 | 嗡嗡聲 |

# 音流冥想

　　陰柔持咒呼吸練習可以妥善地與音流冥想搭配。先從陰柔持咒呼吸練習開始，當你安靜下來後，就開始聆聽音流。

　　這兩種練習技巧不會相互排斥，而當你聆聽音流時，正是繼續陰柔持咒呼吸練習的好時機。

　　過一段時間後，放掉對呼吸的覺知，只專注在音流。若你的專注力浮動了，就再重回陰柔持咒呼吸練習，直到感到平靜，再回去聆聽音流。

　　在聆聽音流一段時間後，你會開始覺察到兩個或更多的聲音。持續地專注在哪一個音流較為明顯，直到它消退。然後開始專注在下一個逐漸變明顯的音流。

　　有些脈輪會比其他的脈輪活躍，所以不要假設你所聽

到的音流是來自於你所專注的脈輪所發出的。

　　發出的音流也有可能來自於當下其他現狀較活躍的脈輪。只有非常進階的冥想者才能夠在他所經驗和選擇聆聽的脈輪音流上作出區分。

# 尼亞薩儀式

　　運用尼亞薩（Nyasa）儀式來開始或結束冥想是很理想的。尼亞薩意思是「安住於內」。尼亞薩練習有很多種，有些很簡單，有些很詳盡。它們能很有效地為我們準備好進入脈輪冥想。

　　觀想陽性意識力的浩瀚，此意識延伸至宇宙所有一切存在的維度，以此方式開始你的冥想練習。觀想此陽性意識力濃縮並降至你的體內，在每個脈輪短暫停留，直到與陰性創造力在脊柱底端結合。

　　享受一下陽性意識力與陰性創造力的結合，然後再開始冥想練習。藉由將你的意識與覺知帶到海底輪來結束冥想練習，然後觀想你與陰性創造力一起從中脈一次一個脈輪往上揚昇，然後穿出頭頂。持續揚昇並擴張，直到消融在陽性意識力之中。

# 種子音持咒

　　尼亞薩練習能以種子音持咒來輔助。Bija 是「種子」的意思，種子音持咒就是用簡單的發音振動來激活特定的脈輪。當你專注於一個脈輪時，內心默念對應此脈輪的種子音並同時感覺它的回應。你想要重複幾次種子音都可以，然後繼續下個脈輪的練習。

　　種子音的對應脈輪如下：

| | |
|---|---|
| 頂輪 | Om 與 home 押韻 |
| 眉心輪 | Om 與 home 押韻 |
| 喉輪 | Ham 與 thumb 押韻 |
| 心輪 | Yam 與 thumb 押韻 |
| 太陽神經叢輪 | Ram 與 thumb 押韻 |
| 生殖輪 | Vam 與 thumb 押韻 |
| 海底輪 | Lam 與 thumb 押韻 |

# 種子音冥想

　　我常用尼亞薩練習來作為主要的冥想練習。使用種
子音持咒，我將覺知與能量一次通過一個脈輪，在中脈
循環。每個回合的練習大約兩分鐘能完成，我會練習七、
十四或二十一個回合。

　　在練習的全程中，我保持專注在音流，當結束練習回
合後，我便盡可能「沉浸」在音流中一段時間。

# 例行冥想練習

　　以下是給初學者練習冥想的步驟，此練習大約十五分
鐘：

1. 以一分鐘的尼亞薩練習開始，並在最後停在海底輪。
2. 選擇一個脈輪，做七回合的鎖印練習或陽剛持咒呼吸練
   習。
3. 在同個脈輪上，做陰柔持咒呼吸練習。
4. 在同個脈輪上，做音流冥想練習。
5. 以一分鐘的尼亞薩練習來結束，最後停在頭頂上方。

# 關於冥想的建議

　　我建議初學者每天只專注在一個脈輪上，如此持續一週，並以日記的方式記錄你的經驗。然後再專注於另一個脈輪一週。

　　七週後，七個脈輪都會做過冥想練習。

　　一旦在每個脈輪上都冥想過後，你可以重複每週專注於一個脈輪，或是想嘗試每天專注於不同的脈輪亦可。

　　數個月後，嘗試延用更多鎖印練習與長時間的音流練習來拓展你的冥想練習。

　　若你的冥想或任何呼吸練習會造成緊張或不適，代表練習有誤。試想你像是要去上學的孩子一般來做你的練習。

　　它顯然要規律才會進步，但若每天上學都造成不適，
那這個進程最終會停止下來，孩子的靈魂會不知走向何處
而不能開花結果。

BB7064

# 陰瑜伽：安頓身心，適合現代人的瑜伽練習
Yin Yoga: Principles & Practice

作　　　者／保羅‧葛利（Paul Grilley）
譯　　　者／Michelle Chu
企劃選書‧責任編輯／韋孟岑
版　　　權／翁靜如、黃淑敏
行 銷 業 務／張媖茜、黃崇華
總　編　輯／何宜珍
總　經　理／彭之琬
發　行　人／何飛鵬
法 律 顧 問／元禾法律事務所　王子文律師
出　　　版／商周出版
　　　　　　臺北市中山區民生東路二段141號9樓
　　　　　　電話：(02) 2500-7008　傳眞：(02) 2500-7759
　　　　　　E-mail：bwp.service@cite.com.tw　Blog：http://bwp25007008.pixnet.net./blog
發　　　行／英屬蓋曼群島商家庭傳媒股份有限公司城邦分公司
　　　　　　台北市104中山區民生東路二段141號2樓
　　　　　　書虫客服專線：(02)2500-7718、2500-7719
　　　　　　服務時間：週一至週五上午09:30-12:00；下午13:30-17:00
　　　　　　24小時傳眞專線：(02)2500-1990；2500-1991
　　　　　　劃撥帳號：19863813　戶名：書虫股份有限公司
　　　　　　讀者服務信箱：service@readingclub.com.tw　城邦讀書花園：www.cite.com.tw
香港發行所／城邦（香港）出版集團有限公司
　　　　　　香港 灣仔 駱克道193號東超商業中心1樓
　　　　　　電話：(852) 25086231　傳眞：(852) 25789337　E-mailL：hkcite@biznetvigator.com
馬新發行所／城邦(馬新)出版集團【Cité (M) Sdn. Bhd】
　　　　　　41, Jalan Radin Anum, Bandar Baru Sri Petaling,
　　　　　　57000 Kuala Lumpur, Malaysia.
　　　　　　電話：(603)90578822　傳眞：(603)90576622　E-mail：cite@cite.com.my

封 面 設 計／Copy
排　　　版／蔡惠如
印　　　刷／卡樂彩色製版印刷有限公司
經　銷　商／聯合發行股份有限公司
　　　　　　電話：(02)2917-8022　傳眞：(02)2911-0053

2019年（民108）01月15日初版
2023年（民112）11月20日初版4刷
定價380元　Printed in Taiwan
著作權所有，翻印必究
ISBN 978-986-477-600-9(平裝)

城邦讀書花園
www.cite.com.tw

Copyright © 2002; 2012 by Paul Grilley
Published by agreement with Baror International, Inc., Armonk, New York, U.S.A. through The Grayhawk Agency
Chinese-Traditional edition © 2019 by Business Weekly Publications, a division of Cite Publishing Ltd
All rights reserved.

國家圖書館出版品預行編目(CIP)資料
陰瑜伽：安頓身心，適合現代人的瑜伽練習／保羅‧葛利（Paul Grilley）著 ; Michelle Chu 譯.
-- 初版. -- 臺北市：商周出版：家庭傳媒城邦分公司發行, 民108.01
256面；14.8x21公分
譯自：Yin yoga : principles & practice
ISBN 978-986-477-600-9(平裝)
1.瑜伽　411.15　107022515

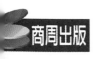

| 廣 告 回 函 |
| --- |
| 北區郵政管理登記證 |
| 北臺字第000791號 |
| 郵資已付，免貼郵票 |

104　台北市民生東路二段141號2樓

英屬蓋曼群島商家庭傳媒股份有限公司城邦分公司　收

------------------------------------------------------------

請沿虛線對摺，謝謝！

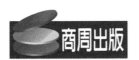

書號：BB7064　書名：陰瑜伽：安頓身心，適合現代人的瑜伽練習　編碼：

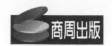 商周出版

# 讀 者 回 函 卡

謝謝您購買我們出版的書籍！請費心填寫此回函卡，我們將不定期寄上城邦集團最新的出版訊息。

姓名：_____

性別：□男　　□女

生日：西元 _____ 年 _____ 月 _____ 日

地址：_____

聯絡電話：_____ 傳真：_____

E-mail：_____

職業：□1.學生 □2.軍公教 □3.服務 □4.金融 □5.製造 □6.資訊
　　　□7.傳播 □8.自由業 □9.農漁牧 □10.家管 □11.退休
　　　□12.其他 _____

您從何種方式得知本書消息？
　　　□1.書店□2.網路□3.報紙□4.雜誌□5.廣播 □6.電視 □7.親友推薦
　　　□8.其他 _____

您通常以何種方式購書？
　　　□1.書店□2.網路□3.傳真訂購□4.郵局劃撥 □5.其他 _____

您喜歡閱讀哪些類別的書籍？
　　　□1.財經商業□2.自然科學 □3.歷史□4.法律□5.文學□6.休閒旅遊
　　　□7.小說□8.人物傳記□9.生活、勵志□10.其他 _____

對我們的建議：
_____
_____
_____
_____